Tinnitus aurium

Alarm aus dem Innenohr

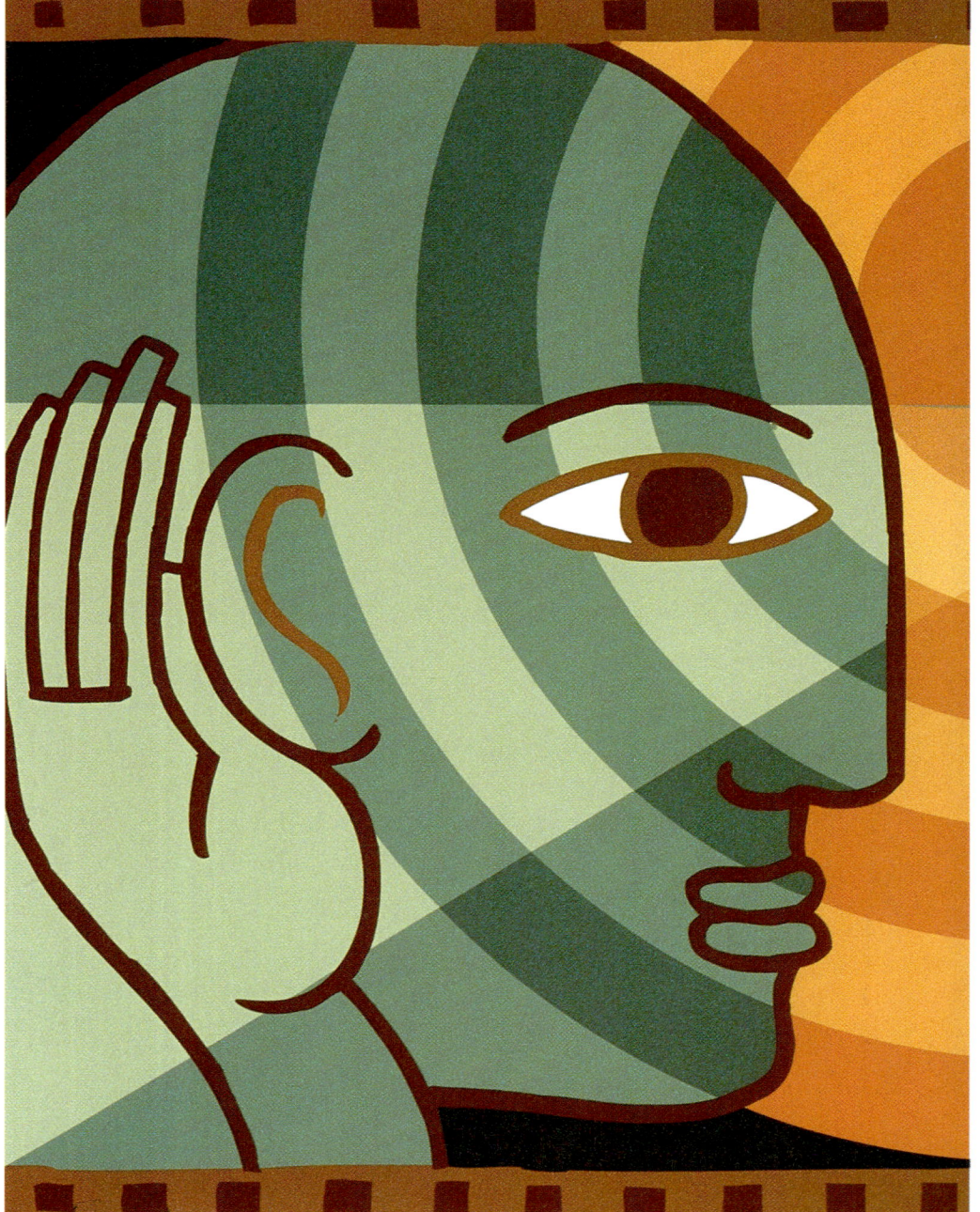

Dr. med. Helmut Schaaf • Dr. med. Gerhard Hesse

Tinnitus aurium

Alarm aus dem Innenohr

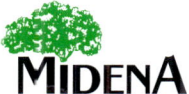

MIDENA

Inhalt

Wichtig für das Leben mit dem Tinnitus ist, dass man über die Ursachen und Auswirkungen der Ohrgeräusche Bescheid weiß.

Eine exakte individuelle Diagnose bildet die Grundlage für die Wahl der passenden Behandlungsmethode.

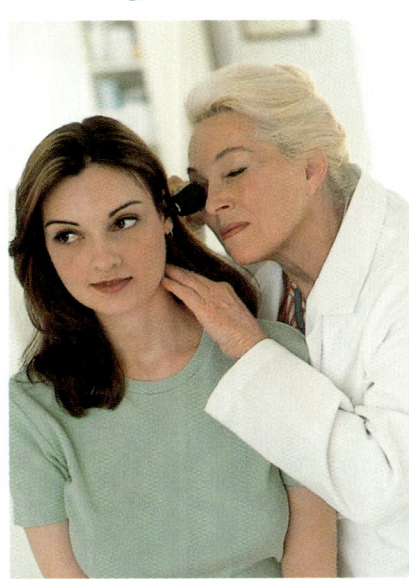

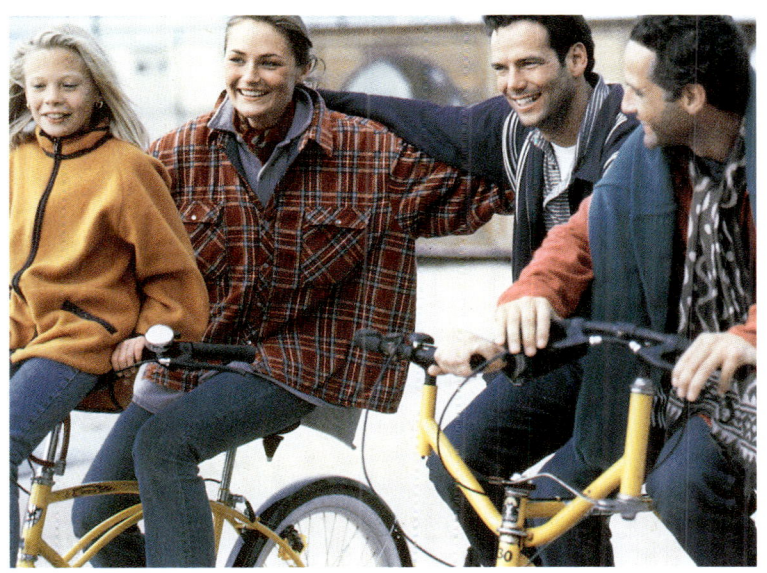

Auch mit Tinnitus lässt sich das Leben genießen. Wichtig ist, dass man soziale Kontakte aufrecht erhält und sich nicht von Freunden und Familie distanziert.

Von einem chronischen Tinnitus spricht man, wenn die Beschwerden länger als drei Monate anhalten. Ist es bereits soweit, dann bleibt nur noch, sich mit dem Tinnitus auseinander zu setzen und sich an ihn zu gewöhnen.

Inhalt

Ganz wichtig für den Umgang mit dem Tinnitus ist es, sich zu entspannen. Verschiedene Übungen und Techniken, z.B. autogenes Training, können hier wertvolle Hilfe leisten.

Die Tinnitus-Retraining-Therapie basiert auf den Forschungsarbeiten von Pavel Jastreboff und Jonathan Hazell. Grundlage dieser Therapiemethode ist Folgendes: Der Patient soll lernen, das Ohrgeräusch nicht mehr wahrzunehmen.

Das Kiefergelenk nimmt direkten Einfluss auf das Gehör und somit auch auf den Tinnitus.

Betrachten Sie den Tinnitus nicht als Krankheit, sondern als Chance für einen seelischen Reifungsprozess.

Vorwort

Das Phänomen Tinnitus ist so alt wie die Menschheit. Aus zeitgenössischen Krankheitsberichten geht hervor, dass bereits die frühen Ägypter den unangenehmen Ton im Ohr kannten. Doch erst in den letzten Jahren ist das Tinnitusleiden zu einer regelrechten Volkskrankheit geworden.

Zunahme der akustischen Belastung

Das stete Pfeifen und Brummen im Ohr, das unter der medizinischen Bezeichnung »Tinnitus« bekannt ist, rangiert unter den am weitesten verbreiteten Krankheitsbildern unserer Gesellschaft. Es betrifft Jung und Alt gleichermaßen. Oft sind massive Einflüsse auf die Psyche, etwa Schlafprobleme und Nervosität bis hin zu Arbeitsunfähigkeit, die schwerwiegenden Folgeerscheinungen.

Sehr viele Patienten, die unter chronischem Tinnitus leiden, klagen über Ein- und Durchschlafprobleme.

Der wichtigste Grund für die zunehmende Zahl an Krankheitsfällen ist wohl die rasante industrielle und technische Entwicklung der letzten 50 Jahre. Diese hat eine derartige Mehrbelastung für

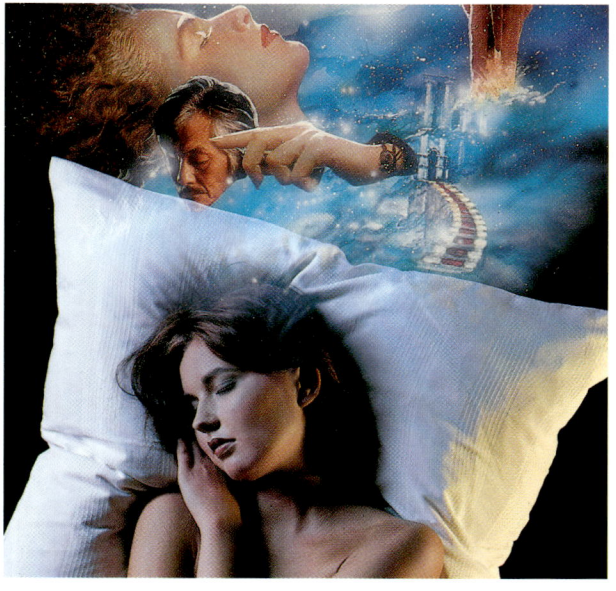

den menschlichen Organismus mit sich gebracht, dass insbesondere sensible Systeme dadurch massiv gestört werden können. Das Ohr ist als das empfindlichste von allen Sinnesorganen der Zunahme der Umweltgeräusche, der akustischen Belastung in Verkehr, Beruf oder Freizeit, relativ hilflos ausgeliefert. Die Möglichkeiten, sich gegen diese ständige Reizüberflutung zu schützen, sind begrenzt. Sogar während des Schlafs ist das Ohr fortwährend Geräuschen unterschiedlicher Lautstärke ausgesetzt.

Volkskrankheit Tinnitus

Es erstaunt also nicht, dass unser Hörsystem oft völlig überreizt ist und Schädigungen am Hörorgan heute wesentlich häufiger vorkommen als in der Vergangenheit.

Neuesten Studien zufolge waren 40 Prozent der Bevölkerung Europas und der Vereinigten Staaten zumindest schon einmal von Ohrgeräuschen betroffen. Und etwa zehn Prozent leiden inzwischen an einem dauerhaften, chronischen Tinnitus. In der Bundesrepublik erkranken 0,5 bis 1 Prozent der Menschen so schwer, dass sie wegen der Folgestörungen, wie Schlaflosigkeit, Depressionen oder gar Arbeitsunfähigkeit, eine psychosomatische oder psychotherapeutische Behandlung benötigen.

Viele seelische Erkrankungen, die mit der Schnelllebigkeit der modernen Welt einhergehen, können dazu beitragen, dass ein vorhandenes Tinnitusleiden verstärkt auftritt. So macht der Tinnitus auf die bestehende seelische Not aufmerksam.

Insgesamt wird eine Zunahme dieser chronischen Erkrankung verzeichnet. Organisch gesehen ist Tinnitus zunächst im Bereich der Hals-Nasen-Ohren-Heilkunde anzusiedeln, mit deren Mitteln kann er aber nicht immer ausreichend behandelt werden. Häufig steigert eine Behandlung, die über die notwendige Akutversorgung hinausgeht, das Ausmaß der Krankheit sogar noch. Denn für Tinnitus gelten andere Regeln als für körperlich reparable Störungen.

Was dieses Buch leisten soll

Vor allem der akute Tinnitus kann in der Regel Erfolg versprechend geheilt werden. Doch auch bei chronischem Tinnitus stehen ausgezeichnete Möglichkeiten zur Verfügung, die Beschwerden zu bewältigen und wieder zu gewohnter Lebensqualität zurückzufinden. Dabei möchte Ihnen dieser Ratgeber helfen, der sich als Anleitung zum individuellen Handeln versteht. Er bietet Basisinformationen zu Ursachen und Diagnose der Erkrankung, leistet aber auch konkrete Hilfestellung für den sinnvollen Umgang mit dem Tinnitusleiden.

Die Audiologie, die Wissenschaft vom Hören, befasst sich nicht nur mit der Vermeidung von Hörschäden, sondern sie ist auch dem Tinnitus auf der Spur.

Die Diagnose Tinnitus mag zunächst erschrecken, doch die Auseinandersetzung mit dem Ohrgeräusch kann auch positive Veränderung mit sich bringen.

Basiswissen Tinnitus

Die Auseinandersetzung mit dem Tinnitus ist ein wichtiger Schritt zum Leben mit der Erkrankung. Nur wer über Ursachen und Auswirkungen der Ohrgeräusche informiert ist, kann lernen, den Tinnitus anzunehmen und den aufreibenden Kreislauf zwischen Leiden und sich ständig verstärkender Aufmerksamkeit zu beenden. Entscheidend für das Tinnitusleiden ist, unabhängig von der Art seiner Entstehung, wie sehr man sich durch das Ohrgeräusch gestört fühlt.

Die Kenntnis über die Vorgänge in Ohr und Gehirn ist eine wichtige Voraussetzung für den wirkungsvollen Umgang mit dem Ohrgeräusch.

Tinnitus als Symptom verstehen

Alle Hörwahrnehmungen, die nicht durch Laute von außen bedingt sind, bezeichnet man als Tinnitus. Tinnitus ist immer ein Symptom – das Zeichen einer Veränderung im so genannten hörverarbeitenden System – und nie die Krankheit selbst! Der Tinnitus als Höreindruck muss von den daran gekoppelten Leiden unterschieden werden.

Im Prinzip ist ein Tinnitus auch bei gesunden Menschen vorhanden. Er wird meist nur nicht als solcher wahrgenommen und als störend empfunden. In einer schalldichten Kammer herrscht absolute Stille, trotzdem entsteht bei einer Person, die sich darin aufhält, innerhalb kurzer Zeit ein akustischer Eindruck. Er wird von den im Innenohr ständig aktiven Sinneszellen verursacht, die selbst Schallwellen – und somit Töne – erzeugen.

Auch wenn das Innenohr in erster Linie Schallreize aufnimmt und umwandelt, kann es dennoch – im Normalfall unhörbare – Schallenergie abstrahlen.

Dieser Vorgang ist mit einer elektronischen Tonanlage vergleichbar, die bei eingeschaltetem Strom ein durchaus hörbares, meist leises Grundrauschen verursacht. In der Regel deutet man dieses Geräusch im hörverarbeitenden System als Ruhe und nimmt es nicht wahr. Konzentriert man sich jedoch darauf, ist ein deutliches Rauschen zu hören. Erst wenn der Strom ausgeschaltet wird, herrscht absolute Ruhe. Dies gilt – in ähnlicher Weise – auch für das menschliche Ohr.

Oft machen sich Veränderungen in der Hörwahrnehmung als Tinnitus bemerkbar. Eine mögliche Ursache ist ein Schaden im Innenohr. Ohne organische Veränderungen und bei bestem Hörvermögen kann es zu einer Senkung der Wahrnehmungsschwelle für das normale Grundrauschen kommen. Dies ist möglich, wenn die inneren Hörfilter geschwächt oder aufgebraucht sind, z. B. wenn man nach Arbeitsüberlastung »ent«-nervt ist oder zu viel Stress »um die Ohren« hatte.

Bei chronischem Tinnitus liegen meist Schädigungen im Innenohr (Lärmschäden, Hörsturz), Schwankungen in der Flüssigkeit des Innenohrs sowie Übererregbarkeiten oder Fehlsteuerungen bei den Nervenaktivitäten im Innenohr vor.

Das ABC der Hörwahrnehmung

Im Laufe seiner Entwicklungsgeschichte war es für den Menschen lebensnotwendig, Geräusche hören und beurteilen zu können. Wurde etwas Bekanntes identifiziert und als ungefährlich bewertet, durfte sich der Mensch entspannen. Erkannte er aber ein neues Geräusch, musste er sich auf eine möglicherweise gefährliche Situation vorbereiten und blitzschnell reagieren.

Noch heute werden in der Hörwahrnehmung Geräusche deshalb nach folgendem, intuitiv ablaufendem Muster bewertet:

■ Erkenne ich die Geräuschquelle (den Reiz), ja oder nein?

■ Bewerte ich – meist unbewusst – diese Quelle positiv oder negativ?

■ Dann folgt die – meist unwillkürliche – Reaktion.

Wie für die von außen kommenden Geräusche gilt dieses Reaktionsmuster auch für den Tinnitus. Der unbekannte, meist als negativ empfundene neue Höreindruck muss zunächst eingeordnet werden und beansprucht daher die Aufmerksamkeit des Betroffenen in höchstem Grad.

Manche Tierarten sind bei der Orientierung allein auf ihr »Gehör« angewiesen. Fledermäuse senden z. B. Töne aus und orten mit Hilfe des zurückkehrenden Echos Hindernisse.

1: Tinnitus-Lautheit
2: Bewertung
3: Reaktion/Erkrankung
4: Tinnitus-Verstärkung

Tinnituskreislauf

Leicht kann es nun zu einem aufreibenden Kreislauf zwischen Tinnitus und sich ständig verstärkender Aufmerksamkeit kommen, der es dem Betroffenen schließlich unmöglich macht, den Tinnitus zu überhören (→ Abb. links oben).

Rückt der Tinnitus durch eine akute Krisensituation in die Wahrnehmung, können hierfür geschwächte Hörfilter ausschlaggebend sein. Hörfilter sind Funktionssysteme, die gewohnte oder nicht notwendige Töne unterdrücken und ablenken, bevor sie in die Wahrnehmung gelangen. Ein Beispiel hierfür ist das Ticken einer Uhr, das man in der Regel nicht wahrnimmt, obwohl es laut genug ist, um es zu hören.

In diesen Fällen entsteht ein Kreislauf mit sich verstärkender Wirkung, der wertvolle Energien und Ressourcen des Gesamtorganismus benötigt und verbraucht!

Der Tinnitus intensiviert die zunehmend krankhaft werdenden Reaktionen, dadurch wiederum wird die psychische Not größer und die Tinnituslautheit nimmt zu (siehe Abbildung links unten). Wenn nun kein (un-)bewusster Stopp erfolgt, kann es zur totalen Erschöpfung kommen. In diesem Fall muss professionelle Hilfe in Anspruch genommen werden (→ Seite 86 bis 93).

1: Krisenhafte Situation, z. B. Angst, Depression
2: Schwächung von Hörfiltern
3: Tinnitus-Lautheit
4: Bewertung

Aufbau und Funktionsweise des Ohrs

Das Gehör besitzt von allen Sinnesorganen die höchste Empfindlichkeit: Der Unterschied zwischen dem kleinsten noch hörbaren und dem lautesten Ton liegt bei einem Faktor von 1:10 Millionen Einheiten Schalldruck.

Bei so viel Leistungsvermögen kann es zu Fehlern kommen. Einer davon ist das Phänomen Tinnitus. Um es verstehen zu können, sind einige grundlegende Informationen über Aufbau und Funktionsweise des Hörorgans hilfreich.

Der Weg des Schalls
zum Mittelohr

Hören heißt, Schallsignale aufnehmen, verarbeiten und erkennen. Dabei bewegen sich
die Schallwellen zunächst vom
äußeren Ohr zum Trommelfell
und bringen es zum Schwingen.
Diese Impulse an das Trommelfell werden von den kleinen Gehörknöchelchen, die man nach ihrem Aussehen Hammer, Amboss
und Steigbügel nennt, aufgenommen. Dabei werden die Schallein-
drücke um das 18- bis 22fache verstärkt.

Das Mittelohr, das mit Luft gefüllt ist, kann den Schall nur dann
optimal weiterleiten, wenn der hier vorliegende Luftdruck dem
äußeren Luftdruck entspricht.

Vom Schall zum Nervenimpuls

Nächste Station des Hörvorgangs ist das Innenohr, zu dem die
Schnecke und der Gleichgewichtsapparat gehören. Die Schallwellen erreichen unterschiedliche Orte auf der Schnecke.

Schwingungen mit hoher Frequenz, also hohe Töne, finden ihren
Niederschlag in der ersten Schneckenwindung nahe am Mittelohr.
Töne mit niedriger Frequenz, also tiefe und dumpfe Töne, erreichen das Ende der Schneckenwindung. So gelangt jede Frequenz
zu einem anderen Bereich der Schnecke.

In der Schnecke selbst befinden sich drei mit Lymphflüssigkeit
gefüllte kleine Schläuche. So wird der mit Flüssigkeit gefüllte
Gehörgang von zwei ebenfalls flüssigkeitsgefüllten Etagen umgeben. Dies ist eine unerlässliche Voraussetzung für den Hörvor-
gang. Die Flüssigkeit im Gehörgang trägt den aus dem Griechi-
schen stammenden Namen »Endolymphe«, die Flüssigkeit in den
beiden umgebenden Etagen wird »Perilymphe« genannt.

Das Ohr wird in äußeres Ohr, Mittelohr und Innenohr unter-teilt. Im Innenohr liegt die Schnecke, deren feine Haarzellen die Schallinformation in elektrische Signale umwandeln.

Für den Druckaus-gleich im Mittelohr sorgt die Ohrtrom-pete, ein Verbin-dungsgang zwischen Mittelohr und Nasen-Rachen-Raum.

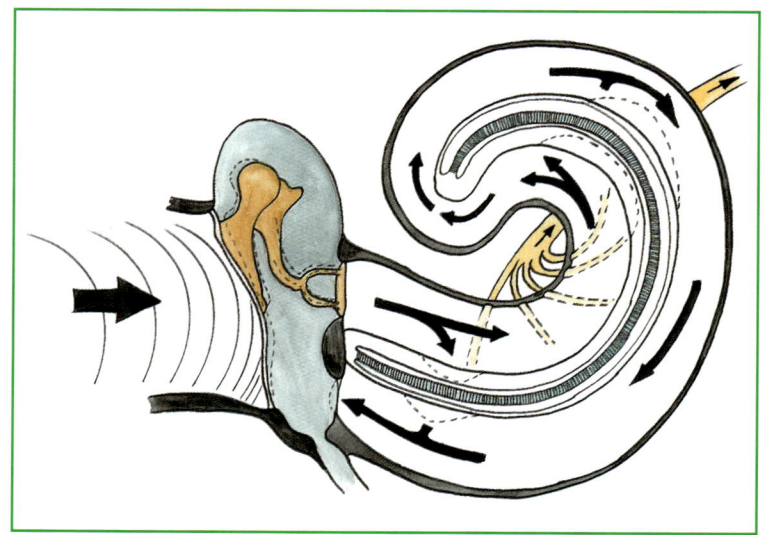

Das eigentliche Sinnesorgan ist das »Corti'sche Organ«, benannt nach seinem Erstbeschreiber Graf Corti. Es sitzt auf einer Membran des Gehörgangs, der so genannten Basilarmembran. Dort befinden sich insgesamt etwa 15 000 Sinneszellen, 3000 innere und 12 000 äußere Haarzellen. Die inneren Haarzellen sind die eigentlichen Empfangsstationen. Durch sie erfolgt die Umwandlung des äußeren Höreindrucks zu einem Nervenimpuls, der dann an das Hörzentrum im Gehirn weitergeleitet wird. Die äußeren Haarzellen haben meist verstärkenden, manchmal aber auch abschwächenden Einfluss.

Vernetzung und Kommunikation im Hörsystem

Schon während der Aufnahme der Schallwellen erfolgen viele regulierende Einflüsse. Dies sind aktive und sehr individuelle Prozesse. Auf dem Weg vom Innenohr bis zur Wahrnehmung wird die Information in Bruchteilen von Sekunden aufgearbeitet, verstärkt oder abgeschwächt. Viele Informationen dringen erst gar nicht in die Wahrnehmung vor. Dorthin gelangen nur jene Laute, die für den Einzelnen wichtig sind. Dabei spielt das so genannte limbische System, der Teil des Gehirns, der maßgeblich für die Ausge-

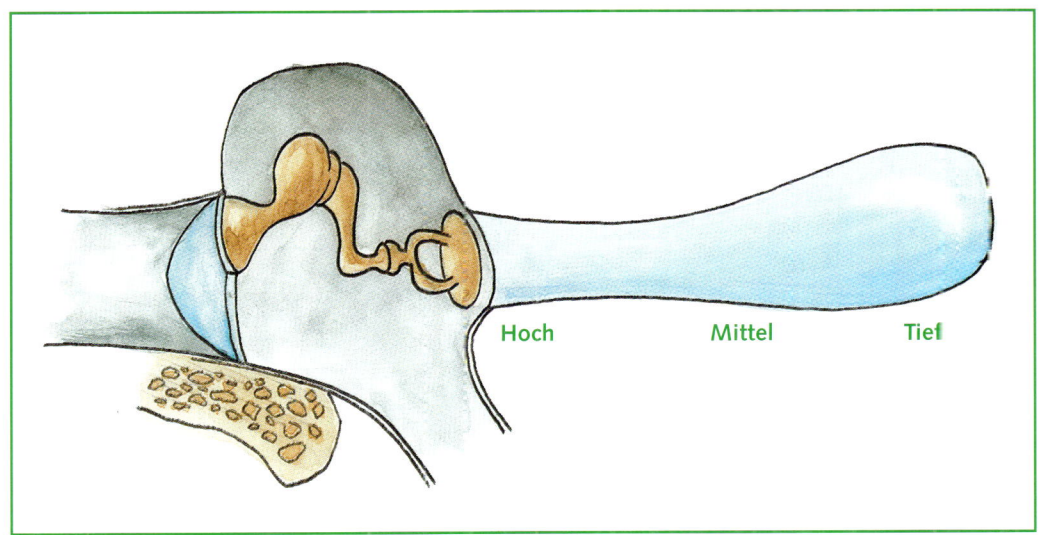

Hoch   Mittel   Tief

staltung von Gefühlen, z. B. Angst oder Freude, Liebe und Hass, verantwortlich ist, eine große Rolle. Jeden noch so objektiv messbaren Ton nimmt man, je nach Aufmerksamkeit und Stimmungslage, unterschiedlich wahr. So wird aus der Außenwelt, die über objektiv messbare Schallimpulse »in uns« eindringt, eine höchst eigene, subjektive Wirklichkeit.

Zur Veranschaulichung wurde die Schnecke auf dieser Grafik wie ein Teppich ausgerollt. Hohe Töne werden nahe dem Mittelohr verarbeitet, tiefe Töne am Ende der Schnecke.

Mögliche Ursachen von Ohrgeräuschen

Die Medizin unterscheidet objektive und subjektive Ohrgeräusche. Objektive Ohrgeräusche sind nicht nur für die Betroffenen, sondern auch für den Arzt hör- und messbar. Als Ursachen gelten Verspannungen und Anspannungen der Mittelohrmuskeln sowie krankhaft veränderte Ohrtrompeten, durch die ein gutes Gehör Atemgeräusche wahrnimmt. Auch Gefäßmissbildungen müssen in Betracht gezogen werden. Der Tinnitus klopft in diesen Fällen im Rhythmus des Herzschlags. Hierfür ein einfacher Selbsttest:

Kneifen Sie sich so fest in den Arm, dass es schmerzt. Wenn sich die Schnelligkeit (Frequenz) Ihres Tinnitus nun nicht ändert, kann diese sehr seltene Ursache mit hoher Sicherheit ausgeschlossen werden.

Den größten Anteil an Tinnituserkrankungen haben jedoch subjektive Ohrgeräusche. Sie können in allen Abschnitten des Hörvorgangs bis hin zur Sinnesverarbeitung im Großhirn auftreten. Im Folgenden sollen die möglichen Verursacher von subjektiven Ohrgeräuschen aufgezeigt werden.

Außenohr

Eine harmlose und gar nicht so seltene Ursache für einen Tinnitus, der in diesem Fall mit einer leichten Hörverschlechterung einhergeht, ist ein verstopftes Ohr. Insbesondere bei Menschen, die ein enges Ohr oder eine harmlose knöcherne Verengung haben, kann Ohrenschmalz, z. B. nach dem Duschen, einen Pfropf bilden. Dies geschieht auch häufig nach der Benutzung von Ohrstäbchen, die in der Regel das Gegenteil dessen bewirken, was sie sollen: Sie reinigen das Ohr nicht, sondern stopfen das Ohrenschmalz immer weiter hinein und blockieren so das Trommelfell.

Durch den Verlust der Außen-Hör-Wahrnehmung wird nun das immer vorhandene Grundrauschen im Ohr als Tinnitus hörbar. Ist die Ursache durch einen Fachmann erkannt, lässt sich das Hindernis schnell entfernen, und der Betroffene ist mit einem Schrecken davongekommen.

Bei raschem Höhenunterschied, z. B. während eines Flugs, kann sich das Mittelohr verschließen. Durch Kau- und Schluckbewegungen lässt sich dann ein Druckausgleich im Mittelohr erwirken.

Mittelohr

Im Mittelohr können sich vielfältige Ursachen für einen Tinnitus entwickeln. Häufig, aber meist vorübergehend, treten Ohrgeräusche auf, wenn die Ohrtrompete, der für den Druckausgleich zuständige Gang von der Nase zum Mittelohr, akut oder chronisch verstopft ist. Dadurch entstehen im Mittelohr Belüftungsprobleme, und das Ohr »geht zu«. Auch in diesem Fall dringt nun durch die verringerte Außen-Hör-Wahrnehmung das Grundrauschen des Ohrs in den Vordergrund.

Otosklerose

Die Gehörknöchelchenverkalkung oder »Otosklerose« ist eine krankhafte Veränderung an der Innenohrkapsel. Bandmaterial, das in Knochen umgewandelt wird, verfestigt die Verbindung zwischen den Gehörknöchelchen. Diese können nun nicht mehr ausreichend mitschwingen und die Töne verstärken; die Schallleitung ist damit gestört. In der Folge nimmt die Schwerhörigkeit des betroffenen Ohrs langsam zu, und in 80 Prozent der Fälle entwickelt sich ein Tinnitus.

Otosklerose kann durch eine Operation, die vielfach unter örtlicher Betäubung erfolgt, relativ einfach behoben werden. Der angewachsene Steigbügel wird dabei meist teilweise entfernt und durch eine Prothese ersetzt. Somit ist die Schallübertragung vom Mittelohr zum Innenohr wieder störungsfrei möglich. In mehr als 90 Prozent der Fälle wird durch die Operation das Hörvermögen verbessert; bei der Hälfte der Patienten verringert sich das Tinnitusgeräusch oder verschwindet sogar ganz. Selten kommt es vor, dass durch die Operation überhaupt keine Veränderung erzielt wird oder der Tinnitus lauter wahrgenommen wird als vorher.

Innenohr

Meistens liegt die Ursache für einen subjektiven Tinnitus im Innenohr. Die Frequenz des Tinnitus gibt hierbei wichtige Hinweise auf Art und Ursache des Leidens. So hört man bei Lärmschäden, die zunächst den Hochtonbereich betreffen, vielfach auch hoch frequente Tinnitusgeräusche. Bei den meist angeborenen Mitteltonschwächen, in der Regel Ohrgeräusche um 1000 bis 2000 Hertz, und bei Problemen mit der Innenohrflüssigkeit hört man überwiegend Tieftongeräusche. Im Folgenden ein Überblick über die einzelnen Krankheitsbilder:

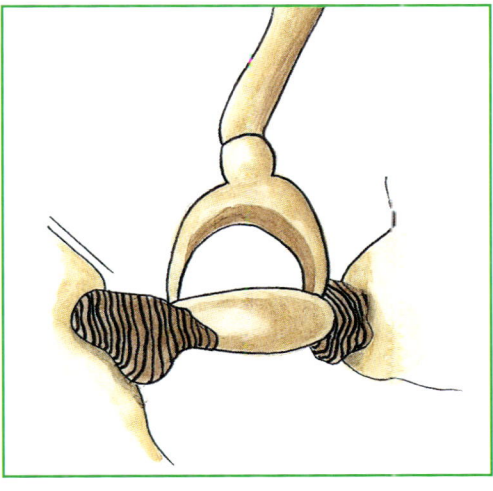

Durch eine Verkalkung der Gehörknöchelchen, die Otosklerose, wird die Schallleitung gestört.

Wie bei einem Trommler, dessen Schlägel zunehmend mit dem Fell verklebt, wird auch bei der Otosklerose die Schallschwingung nicht mehr optimal weitergeleitet.

Lärmschäden

Gewerkschaften und Krankenversicherungen beraten über Lärmbestimmungen am Arbeitsplatz. Per Gesetz darf die Belastung nicht über 85 Dezibel pro Stunde liegen.

Die häufigste Ursache für Hörschäden und Tinnitus ist Lärm. Man unterscheidet dabei zwischen akuter Lärmeinwirkung und chronischer Lärmbelastung in einem dauerhaft lauten Umfeld. Ein akuter Lärmschaden kann ab einer Schallstärke von 120 Dezibel (entspricht einem Rockkonzert) entstehen.

Unabhängig von der Höhe der Töne sorgt die Wucht des geballten Schalls für eine Schädigung der Schnecke. Meistens ist dabei ihr äußerer Teil betroffen. Da hohe Töne vorne abgebildet werden und tiefe Töne weiter hinten, liegen die Schäden und meist auch der Tinnitus im Bereich der Frequenzen von 4000 bis 6000 Hertz. Der hohe Schalldruck verursacht eine Wasseransammlung in den Sinneszellen, die nun nicht mehr richtig arbeiten können. In der Regel ist dieser Funktionsausfall erholungsfähig und auch heilbar, wenn man schnell handelt (→ Seite 36 bis 47).

Anders verhält es sich bei einem anhaltenden, chronischen Lärmschaden. Hier führt ein konstant einwirkendes lautes Geräusch zu einer ständigen Überreizung und langsamen Schädigung der Sinneszellen. In Arbeitsbereichen ist die zulässige Lärmbelastung auf 85 Dezibel (A) begrenzt. Das Maß Dezibel (A) entstammt der Arbeitsmedizin und bedeutet, dass die Betroffenen diesem Schallpegel mindestens über acht Stunden ausgesetzt sind. Übersteigt

Presslufthämmer und viele andere Maschinen, die auf dem Bau und in Werkhallen verwendet werden, können das Ohr erheblich schädigen. Der Arbeitgeber ist per Gesetz verpflichtet, für ausreichenden Lärmschutz zu sorgen.

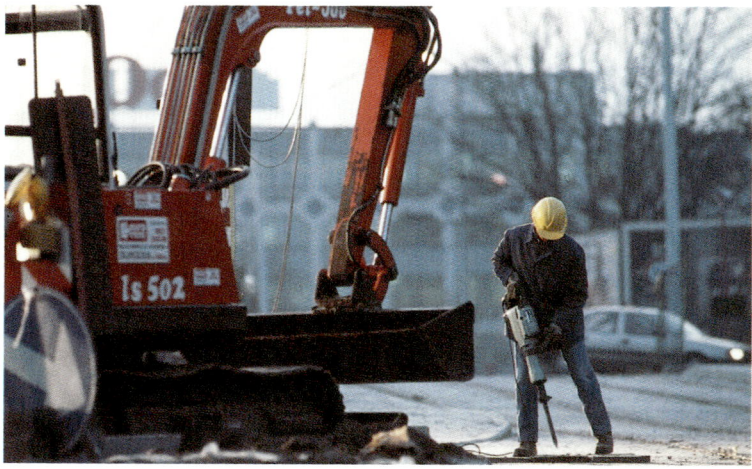

der Lärm diesen Wert, müssen Schutzmaßnahmen getroffen werden. Doch nicht nur im Arbeitsbereich nimmt die Lärmbelastung zu, auch das private Umfeld wird immer lauter. So kennen Diskotheken scheinbar keine Obergrenzen, und ein Walkman mit Schallwerten über 105 Dezibel, oft über Stunden getragen, kann das Gehör vieler Jugendlicher schädigen.

Schädigung der Haarzellen

Möglicherweise werden bei akuter wie auch bei chronischer Lärmbelastung die inneren und äußeren Haarzellen so stark geschädigt, dass sie nicht mehr angemessen auf einen Schallreiz reagieren können. So entsteht eine Art Kurzschluss. Dieser wird dann als dauerhafter Impuls über die Nerven weitergeleitet und als Tinnitus wahrgenommen. Es kann aber auch sein, dass beim Ausbleiben von Signalen der inneren Sinneszellen das übergeordnete Steuerungszentrum nicht passiv auf Informationen wartet, sondern diese geradezu anfordert und die äußeren Haarzellen vermehrt animiert. Diese übersteigerte Aktivität der äußeren Haarzellen veranlasst wiederum die nicht geschädigten Anteile der inneren Haarzellen, dauerhafte Nervenimpulse freizusetzen, die als Tinnitus wahrgenommen werden.

Je nach Konstellation sprechen mehr Anhaltspunkte für das eine oder für das andere der beschriebenen Denkmodelle. Manchmal scheinen auch beide Mechanismen zusammenzuwirken.

Anzumerken ist an dieser Stelle, dass der Tinnitus trotz der Lärmschädigung beider Ohren oft nur einseitig auftritt. Es müssen also neben der organischen Schädigungen noch viele andere Faktoren eine wichtige Rolle bei der Tinnitusentstehung spielen.

Lärm schädigt nicht nur das Gehör, sondern beeinträchtigt das gesamte körperliche und psychische Wohlbefinden.

Hörsturz

Der Hörsturz ist ein plötzlicher, meist einseitiger Innenohr-Hörverlust ohne erkennbare Ursache. In bis zu 30 Prozent der Fälle tritt er zusammen mit Ohrgeräuschen, Schwindel oder Gleichgewichtsstörungen auf. Die Funktionsstörung des Innenohrs kann über alle Frequenzen variieren.

Es gibt zahlreiche Theorien, wie es zu einem Hörsturz kommen kann. Im Wesentlichen unterscheidet man jedoch zwei Erklärungsansätze:

Die gängigste Erklärung ist eine Durchblutungsstörung im Innenohr. Wird die Durchblutung vorübergehend vermindert oder erhöht, bricht die Energieversorgung des Innenohrs kurzfristig zusammen.

Das Innenohr wird nur durch ein einziges Blutgefäß, und zwar durch eine so genannte Endarterie versorgt. Es ist damit besonders anfällig für Durchblutungsstörungen. Weil diese Arterie aber auch das Gehirn mit Blut beliefert, bietet sie gleichzeitig einen gewissen Schutz. Denn das Gehirn, das für das Überleben wichtigste Organ, wird selbst bei großen Blutverlusten so lange wie möglich versorgt, auch wenn andere Organe, wie die Niere, nicht mehr durchblutet werden.

Eine vorübergehende Durchblutungsstörung kann zwar Auslöser für eine Hörschädigung und einen Tinnitus sein, nie aber Grund für eine anhaltende Schädigung oder für einen chronischen Tinnitus. Eine dauerhafte Durchblutungsstörung führt hingegen zu Taubheit. Zum Glück ist dies nur selten der Fall.

Auch Viren können einen Hörsturz verursachen. Die so genannten »neurotropen« Viren, dazu gehören Mumps-, Herpes-zoster-, Masern-, Influenza- oder Adeno-Viren, befallen insbesondere Nerven und eben auch den Hör- und Gleichgewichtsnerv. Die Art der Schädigungen gleicht den oben genannten Lärmschäden. So zeigt sich auch hier, dass trotz vielfältigster Ursachen die Folgen für das Organ und dessen Reaktionsmöglichkeiten doch meist recht ähnlich sind.

Bei einem Hörsturz müssen psychosomatische Ursachen in Betracht gezogen werden. Denn psychische Überlastung schwächt auch körperliche Funktionen und kann so verletzlicher machen.

Endolymphgeschehen

Ein meist brummender, dröhnend tiefer Tinnitus, oftmals kombiniert mit wiederholten Hörschwankungen im Tieftonbereich, ist relativ häufig, aber wenig beachtet. In vielen Fällen tritt er zusammen mit einem Druck- oder Wattegefühl auf dem betroffenen Ohr und auf der entsprechenden Gesichtshälfte auf.

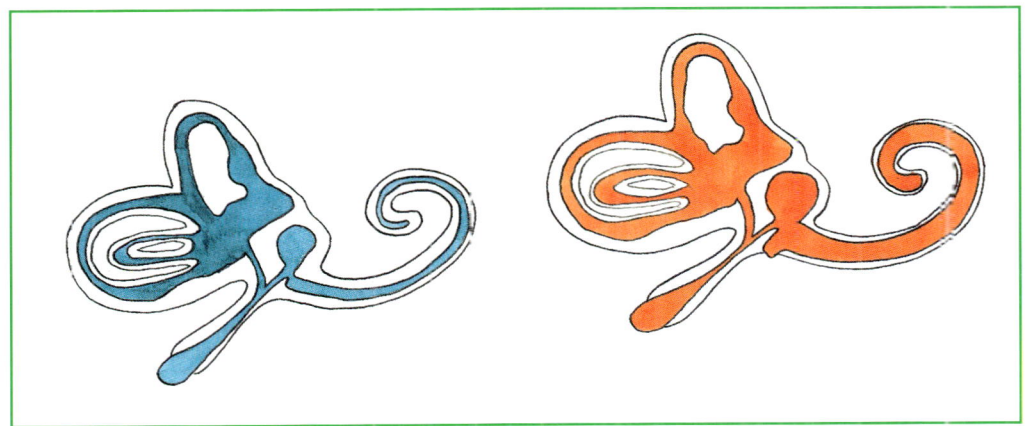

Diese Sonderform des Tinnitus- und Hörleidens wird vielfach als »Hörsturz« oder als Vorstufe zum Morbus Menière (→ Seite 22 bis 23) bewertet. Wahrscheinlich handelt es sich jedoch um ein eigenständiges, abgrenzbares Krankheitsbild.

Die Ursache für den Tinnitus und die Hörschwankung ist dabei ein ungleichmäßiger An- und Abtransport der Endolymphe (→ Seite 13). Dafür ist vor allem eine verminderte Leistung des Endolymphatischen Sacks verantwortlich, der auch mit Aufgaben der Immunabwehr betraut ist. Wenn es durch diese Doppelfunktion zu einer Überlastung kommt, staut sich die Flüssigkeit und verbreitert den Gehörschlauch. Anders als bei Lärmschäden und beim Hörsturz, bei denen Strukturen beschädigt werden, führt die erhöhte Flüssigkeitsbelastung zu einem größeren Abstand zwischen den Haarzellen und der Deckmembran. Der Schallreiz kann nun nicht mehr sauber aufgenommen werden. Die äußeren Haarzellen scheinen so den Tinnitus auszulösen.

Häufig empfinden die Betroffenen ein Druckgefühl hinter dem Ohr, so als hätte sich Wasser im Ohr gestaut. Dieses Phänomen ähnelt dem Phantomschmerz, der bei Menschen vorkommt, die beispielsweise ein Bein verloren haben, aber bei einem Wetterumschwung trotzdem die Zehen zu spüren glauben. Dabei handelt es sich im Wesentlichen um die Erinnerung an alte Empfindungen, die mit dem amputierten Bein zusammenhängen.

Schematische Darstellung des Labyrinths. Links die schmalen, schwarz gezeichneten Gänge beim Gesunden, rechts die ausgeweiteten Endolymphgänge im Schneckenanteil eines Kranken.

Die Druckempfindung hinter dem Ohr ist am ehesten als Erinnerung an eine im Kindesalter häufige Mittelohrentzündung zu beurteilen, bei der sich das Ohr »voll« anfühlt. Möglicherweise ist die endolymphatische Druckerhöhung Auslöser für diesen Sinneseindruck.

Kribbeln, Überempfindlichkeiten, Gefühllosigkeit oder gar Schmerzen im Gesicht sind Reaktionen auf eine Übererregbarkeit, die durch Entspannungstechniken wie dem autogenen Training gelindert werden können. Unter Umständen sind diese Symptome auch Ausdruck für eine allgemeine Angespanntheit, die sich auf den Ohrenbereich konzentriert und im Verlauf der Erkrankung auf die gesamte betroffene Seite ausdehnt.

Zu den wohl hilfreichsten Entspannungstechniken, die im Zusammenhang mit Hörschäden angewandt werden, gehören das autogene Training sowie die progressive Muskelrelaxation.

Die Menière'sche Erkrankung

Morbus Menière, die nach dem französischen Arzt Prosper Menière benannte Krankheit, ist typischerweise mit Schwindelanfällen verbunden. Dabei handelt es sich in der Regel um schwere, meist stundenlange Drehschwindelattacken mit Erbrechen. Sie können wiederholt und längerfristig auftreten.

Diese Störung von Gleichgewichts- und Hörorgan kann zu Schwerhörigkeit und einem meist tief frequenten Tinnitus führen. Die Betroffenen fühlen sich unsicher und hilflos, bei massiven Drehschwindelanfällen erleben sie sogar Todesängste. Je öfter sich dieses unheimliche Erlebnis einstellt, desto größer wird die Furcht vor der nächsten Attacke.

Für den Hörverlust und den Tinnitus zeichnen im Prinzip die gleichen Mechanismen verantwortlich wie für das Endolymphgeschehen. Bei der Menière'schen Erkrankung kommt aber zum Endolymphgeschehen in der Schnecke noch eine Druckschädigung im Gleichgewichtsanteil. Möglicherweise ist die Ursache für beide Krankheitsbilder der schwankende Flüssigkeitsgehalt, das Ausmaß der Schädigung scheint aber sehr unterschiedlich zu sein. Flüssigkeitsschwankungen im Innenohr kommen bei jedem Menschen vor und sind bei leichten Symptomen durchaus normal. Größere Missverhältnisse im Flüssigkeitshaushalt stören die

Funktion des entwicklungsgeschichtlich jüngeren Hörorgans wahrscheinlich mehr als die des sehr viel älteren Gleichgewichtsorgans. Letzteres existiert in seiner Anlage schon seit dem Einzeller. Da es in allen Phasen der Evolution nötig war, mit der Schwerkraft zu leben, konnte sich das Gleichgewichtsorgan stets behaupten. Die Entwicklung des Hörorgans setzte sehr viel später ein. Es hat sich sozusagen als Beigabe und Ausstülpung aus dem Gleichgewichtsorgan gebildet. Anhand dieser entwicklungsgeschichtlichen Zusammenhänge lässt sich erklären, dass das ältere Organ naturgemäß weit mehr Schwankungen ausgleichen kann als das Hörorgan.

Zum Glück leiden kaum mehr als 0,1 Prozent der Bevölkerung an der Menière'schen Erkrankung. Die genaue Diagnose ist schwierig, da Morbus Menière einigen anderen Krankheitsbildern täuschend ähnlich ist. Immer wieder können behandelnde Ärzte die Symptome missdeuten und bringen sie mit einem Hörsturz oder einer psychischen Ursache in Zusammenhang.

Die Gründe für Schwindelanfälle können sehr vielseitig sein. Bisher konnte man 362 Ursachen aufzeigen.

Die immun-mitbedingten Schwerhörigkeiten

Auch immunologische Mechanismen können eine wichtige Rolle bei Innenohrerkrankungen spielen. Unter bestimmten Bedingungen wird das komplizierte Zusammenspiel des für die Abwehr zuständigen Immunsystems gestört. Das körpereigene Abwehrsystem richtet sich dann »versehentlich« gegen den eigenen Körper. Meistens werden dabei innere und äußere Haarzellen, manchmal auch grundlegende Strukturen des Hörorgans angegriffen. Die durch Immunprozesse beeinflussten Hörschädigungen betreffen in der Regel das gesamte Hörspektrum.

Arbeiten die für die Abwehr von Eindringlingen zuständigen Lymphozyten nicht mehr optimal zusammen, richtet sich das Immunsystem gegen den eigenen Körper. Im Bild sieht man so genannte Makrophagen, das sind große Lymphozyten.

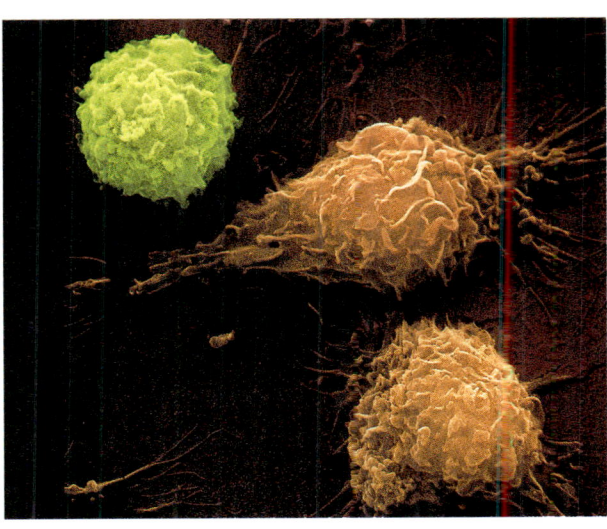

Hindernisse auf dem Weg zum Gehirn

Auch der Weg der Schallimpulse zum Gehirn ist nicht immer frei von Störungen, die Tinnitus verursachen können.

Elektrische Entladungen

Häufige und harmlose Ohrgeräusche, die oft nur sekundenweise wahrgenommen werden, sind Laute wie Knistern, Prasseln, Zuckungen usw. Ähnlich wie bei Lautsprecheranlagen handelt es sich hierbei um ein einfaches »Übersprungsphänomen«, das im Netzwerk der Nerven ganz natürlich vorkommt. Denn Nervenimpulse sind elektrische Signale, die sich auch unkontrolliert entladen können und dann als Tinnitus wahrgenommen werden. Meist treten diese Erscheinungen aber so kurzfristig auf, dass es unmöglich ist, ihre genaue Herkunft zu bestimmen. Nicht selten hält der Betroffene Heizung oder CD-Anlage irrtümlicherweise für den Verursacher des Geräuschs.

Akustikusneurinom

Nervenzellen sind für die Weiterleitung der Reize verantwortlich.

Aufmerksamkeit ist geboten, wenn – oft schleichend – der Tinnitus immer lauter und das Hörvermögen immer schlechter wird. Sind diese Symptome von anhaltender oder zunehmender Übelkeit begleitet, muss die Möglichkeit in Betracht gezogen werden, dass sich in oder auf den Nervenleitungen ein »Akustikusneurinom« gebildet hat. Dieser Tumor beeinträchtigt den Hörnerv; er kann die Weiterleitung der Nervenimpulse hinter der Schnecke behindern und damit eine Art Hörsturz sowie Gleichgewichtsstörungen hervorrufen.

Akustikusneurinome sind im Prinzip gutartige Geschwüre und wachsen meist nur sehr langsam. Im Lauf der Zeit können sie jedoch so viel Platz einnehmen, dass umgebendes Gewebe verdrängt und geschädigt wird. In diesem Fall müssen sie operativ entfernt werden.

Multiple Sklerose

Die Multiple Sklerose kann als Sonderform einer entzündlichen Veränderung des Nervensystems – auch einseitig – das Hörvermögen verschlechtern und Gleichgewichtsstörungen hervorrufen. Charakteristisch für diese Krankheit sind vielfältige Funktionsstörungen, die zum Teil auch nur vorübergehend und in Schüben auftreten.

Störungen im Gehirn

Jeder Tinnitus, auch der, der seinen Ursprung in oder vor der Schnecke hat, kann sich auf die Dauer im hörverarbeitenden System festsetzen. Diese Zentralisierung geschieht vermutlich in Folge »kreisender elektrischer Erregungen«, den so genannten Oszillationen. Wie bei allen subjektiven Tinnitusarten ist das Ohrgeräusch aber nie lauter als 10 bis 15 Dezibel!

Hat sich der Tinnitus bereits verselbstständigt, so bleibt er auch bei krankheits- oder operationsbedingter Taubheit bestehen. Sogar die operative Durchtrennung des Hörnervs ändert nichts mehr am Tinnitus. Durch die Nervennarbe kann sogar ein neues Ohrgeräusch entstehen.

Kopfverletzungen

Auch Unfälle mit Kopfverletzungen können zu zentralen Tinnitusphänomenen führen. Trotz der hohen Unfallzahlen mit Kopfverletzungen passiert dies glücklicherweise relativ selten. Das Innenohr ist nämlich durch das Felsenbein, den härtesten Knochen des menschlichen Skeletts, hervorragend geschützt. Dennoch kann dieser so stark verletzt werden, dass das Innenohr geschädigt wird. Die Folgen können sein: Hörverluste, Tinnitus und Gleichgewichtsstörungen.

Gehirnoperationen können ähnliche Leiden nach sich ziehen, selbst wenn das Innenohr und der Hörnerv vollkommen intakt geblieben sind. Denn jede Veränderung im gewohnten Hörablauf wird vom Großhirn als akustisches Signal missdeutet und möglicherweise als Tinnitus wahrgenommen.

Bedingt durch die zunehmende Zahl von Verkehrsunfällen steigt auch die Rate der Kopfverletzungen. Gerade junge Menschen zählen hier zu den häufigsten Opfern.

Diagnosemöglichkeiten

Trotz aller Bemühungen und neuen Erkenntnisse ist man noch weit davon entfernt, Tinnitus und vor allem die Tinnituswahrnehmung in der Gesamtheit schlüssig erklären zu können. Dennoch zeigen sich inzwischen über ein Dutzend Tinnituskonstellationen, die teilweise sehr unterschiedliche Therapien erfordern. Erst die genaue, individuelle Diagnose macht die Wahl der richtigen Behandlungsmethode möglich.

Erst die exakte Diagnose durch den Hals-Nasen-Ohren-Arzt zeigt auf, um welche der über ein Dutzend bekannten Tinnituskonstellationen es sich handelt.

Die Diagnose des Hals-Nasen-Ohren-Arztes

Eine genaue Untersuchung durch den Hals-Nasen-Ohren-Arzt ist Voraussetzung für ein typgerechtes Behandlungskonzept. Nur so erhält der Arzt wichtige Hinweise auf Art und Ursache des Tinnitus und kann daraufhin eine gezielte Therapie beginnen.

Die Krankengeschichte

Die Untersuchung des Hals-Nasen-Ohren-Arztes sollte mit einer gründlichen Erhebung der Krankengeschichte beginnen. Dazu gehört die Frage nach den organischen Beschwerden und den Begleitsymptomen des Tinnitus wie Schwerhörigkeit, Hörverlust oder Schwindel. Wichtige Merkmale wie die Begleitumstände des erstmaligen Auftretens dürfen ebenso wenig außer Acht gelassen werden, wie familiär-erbliche Vorbelastungen. Eine fundierte Krankheitserhebung berücksichtigt aber auch die seelischen Faktoren. Tinnitus taucht nämlich häufig situationsabhängig auf und kann durch Stress mitausgelöst werden. Bei komplexeren Verläufen empfiehlt sich daher die Untersuchung durch einen Experten mit psychosomatischer Ausbildung (→ Seite 35).

Eine seriöse ärztliche Untersuchung beginnt immer mit dem Gespräch zwischen Arzt und Patienten.

Die Kontrolle des Hals-Nasen-Ohren-Bereichs

Auf die Erhebung der Krankengeschichte folgt eine Untersuchung des gesamten Hals-Nasen-Ohren-Bereichs, denn diese Organsysteme sind an vielen Stellen eng miteinander verknüpft.

Der Arzt wird zunächst die Ohrmuschel und den Schädelbereich hinter dem Ohr auf Veränderungen hin überprüfen. Dann kontrolliert er mit Hilfe eines Ohrmikroskops den Gehörgang und das Trommelfell. Hier zeigt sich, ob ein Ohr verstopft ist, die Trommelfelle in Ordnung sind oder Veränderungen Kiefer bzw. Nase beeinträchtigen.

Fragen, die der Arzt stellt

■ ■

1. Seit wann hören Sie dieses Geräusch?
2. Seit wann sind Sie sicher, dass dieses Geräusch nicht aus der Außenumgebung stammt?
3. Können Sie Qualität und Art des Tinnitus genau beschreiben?
4. Empfinden Sie ein Druckgefühl in Ihren Ohren?
5. Ist bei Ihnen Unwohlsein oder Schwindel aufgetreten? Wenn ja, können Sie diese Symptome genauer beschreiben?
6. Hat sich auch Ihr Hörvermögen verändert?
7. Können Sie die Begleitumstände dieser Geräusche schildern?
8. Ist unmittelbar vor dem Tinnitus etwas Besonderes in Ihrem Leben vorgefallen?
9. Erinnern Sie sich an ein besonders lautes Lärmereignis?
10. Arbeiten Sie dauerhaft unter Lärmbelastung?
11. Wissen Sie, wie laut der Lärm einzuschätzen ist (→ Seite 18 bis 19)?
12. Mit welchem aus der Außenwelt bekannten Geräusch ist Ihr Tinnitus vergleichbar?
13. Wie empfinden Sie Ihren Tinnitus?
14. Was genau bewirkt der Tinnitus jetzt?
15. Welche dieser Symptome bestehen seit Auftreten des Tinnitus?
16. Welche dieser Symptome sind Ihnen bereits aus der Zeit vor dem Auftreten des Tinnitus bekannt?

Gerade bei der Erstuntersuchung können Sie selbst viel zur Klärung des Tinnitusgeschehens beitragen. Schildern Sie dem Arzt auch die Begleitsymptome.

Hörprüfungen

Der Krankengeschichte und der organbezogenen Untersuchung folgt eine eingehende Hörprüfung.

Tonschwellen-Audiogramm

Mit Hilfe von Audiometern, elektrischen Tongeneratoren, wird die Hörschwelle für jedes Ohr einzeln gemessen und in einem so genannten Tonschwellen-Audiogramm festgehalten. Aus ihm lässt sich ablesen, bei welcher Lautstärke (Dezibel) eine bestimmte Tonhöhe (Hertz) wahrgenommen wird.

Die von den Audiometern erzeugte Ausgangslautstärke entspricht dem durchschnittlichen Hörvermögen von normal hörenden Jugendlichen. Diese wird als »Null-Linie« bezeichnet und bedeutet keineswegs absolute Stille. Sie markiert vielmehr den Wert des normalen Hörens, der auch unterschritten werden kann, wenn der Patient bestimmte Frequenzen besser erkennt. Die Kurve steigt dann in den Minusbereich.

Dem Patienten werden nacheinander verschiedene Töne vorgespielt, deren Lautstärke, vom unhörbaren Bereich ausgehend, in Stufenschritten (um je fünf Dezibel) erhöht wird. Sobald der Patient den Ton zum ersten Mal hört, gibt er ein Zeichen. Der entsprechende Dezibelwert wird in das Audiogramm eingetragen.

Dieses Audiogramm zeigt den bei normalem Hörvermögen typischen Verlauf von Knochen- und Luftleitungskurve. Die gemessenen Werte bewegen sich um die Null-Linie.

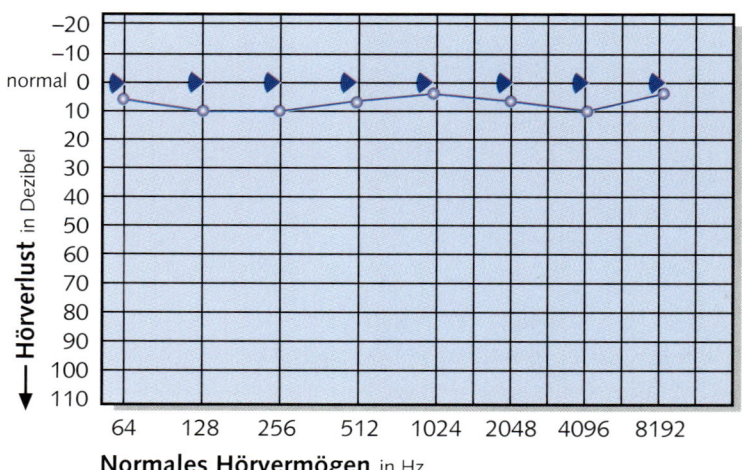

Die Messung erfolgt sowohl für die Luft- wie auch für die Knochenleitung. Dazu werden dem Patienten die Töne zunächst über Kopfhörer vorgespielt. Der Schall dringt also über die Luft in das Außenohr und das Mittelohr bis zum Innenohr. Diese Leitung wird daher »Luftleitung« genannt.

Im Anschluss an die Messung der Luftleitung ermittelt man die Knochenleitung. Damit der Schall nicht über die Luft, sondern über die Schädelknochen zum Innenohr gelangt, hält man einen Tonknopf an den Knochen hinter dem Ohr, dem so genannten Mastoid. Bei dieser Vorgehensweise werden das Außen- und das Mittelohr umgangen.

Auswertung der Ergebnisse

Auch die Ergebnisse der Knochenleitung werden in das Audiogramm eingetragen. Dabei sind die Werte so geeicht, dass die Kurven für die Luft- wie die Knochenmessung beim Normalhörenden nahezu gleich ausfallen sollten.

Die Höhe der in der Messung angegebenen Töne ist mit der Einheit Hertz (Hz) angegeben. Die tiefen Töne liegen bei einer Frequenz von 125 bis 2000 Hertz, für die mittleren Töne werden 2000 bis 4000 Hertz gemessen und für die hohen Töne 4000 bis 8000 Hertz. Die senkrecht verlaufende Zahlenreihe gibt den Schalldruck mit der Einheit Dezibel an.

Die Hörprüfung über die Luft- und Knochenleitung gibt dem Arzt wertvolle Auskünfte zu Schweregrad, Art, Ort und möglichen Ursachen der Hörstörung.

Anhand der Ergebnisse lässt sich ermitteln, ob die Störung im Außen- und Mittelohr oder im Innenohr zu suchen ist. Finden sich Probleme im äußeren Ohr (Ohrpfropf) oder im Mittelohr (Gehörknöchelchenverkalkung), so kann der Schall nicht ungehindert ins Innenohr gelangen. Man spricht dann von einer Schall-Leitungs-Störung. Im Audiogramm wird sie durch bessere Werte der Knochenleitung erkennbar, denn das Hindernis bzw. die Schwachstelle im Mittel- und Außenohr wurde über den Knochenweg umgangen.

Um den gleichen Schalleindruck auszulösen, muss über die Knochenleitung wesentlich mehr Energie aufgewendet werden als über die Luftleitung.

Diagnosemöglichkeiten

Diese Grafik weist einen deutlichen Unterschied im Verlauf der beiden Hörkurven auf. Die guten Werte der Knochenkurve zeigen, dass die Ursache der Hörminderung im Außen- oder Mittelohrbereich liegen muss. In diesem Fall wurde eine Gehörknöchelchenverkalkung (Otosklerose) diagnostiziert.

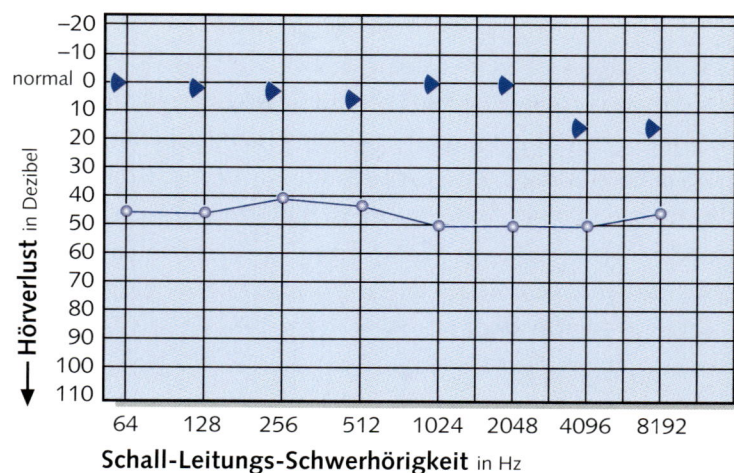

Schall-Leitungs-Schwerhörigkeit in Hz

Wenn der Schall das Innenohr ungehindert erreicht hat, dort aber nicht richtig empfangen und weitergeleitet wurde, liegt eine so genannte Schall-Empfindungs-Störung vor.

Im Audiogramm würden dann die Kurven für Luft- und Knochenleitung parallel verlaufen, jedoch mit einem Abstand zur Null-Linie des Normalhörenden. Denn die Schallübertragung an das Innenohr kann nie besser sein als die Weiterleitung der Schallimpulse an das Gehirn. In diesem Fall ist das Innenohr betroffen, was typischerweise bei Lärmschäden oder einem Hörsturz auftritt.

Sprachaudiogramm

Sprache ermöglicht den Kontakt und Gedankenaustausch zwischen den Menschen. Ist das Sprachverständnis gestört, kann es zu erheblichen Problemen im Umgang mit anderen kommen.

Der Hörtest mit einzelnen Tönen ist eine wichtige Grundlage der Hörprüfung. Um aber einem Gespräch zu folgen, muss man die einzelnen Wörter hören und verstehen können. Stellt sich im Audiogramm heraus, dass eine bedeutende Schwerhörigkeit für bestimmte Töne vorliegt, schließt sich eine Prüfung des allgemeinen Sprachverständnisses an.

Da die menschliche Sprache zu großen Teilen im Frequenzbereich zwischen 500 und 3000 Hertz liegt, wird das Audiogramm in diesem Bereich genauer überprüft. Eine Einschränkung des Sprachverständnisses wird dann vermutet, wenn bei mindestens zwei

Frequenzen zwischen 500 und 3000 Hertz der Hörabfall größer ist als 30 Dezibel. Aber auch schon, wenn der Hörverlust bei 2000 Hertz 30 Dezibel übersteigt, kann sich eine bedeutende Hörstörung ergeben, die mit Hörgeräten auszugleichen ist.

Im Sprachaudiogramm werden Ihnen über den Kopfhörer einzelne Zahlenreihen vorgespielt. Man beginnt mit einer Lautstärke, die Ihren Ergebnissen aus dem Tonschwellen-Audiogramm angepasst ist, und erhöht diese stufenweise. Anschließend hören Sie – ebenfalls über den Kopfhörer – standardisiert festgelegte Reihen einsilbiger Testwörter.

Danach wird errechnet wie viel Prozent der Zahlen und Wörter bei den verschiedenen Verstärkungen verstanden wurde.

Diese Untersuchung ist unerlässlich, um zu klären, ob ein Hörgerät die Hörsituation verbessern könnte. Denn sie verdeutlicht besonders anschaulich, wie viel des Gesagten ein Schwerhöriger tatsächlich noch versteht und ob ein Hörgerät oder eine andere Maßnahme sein Hörvermögen positiv verändern würde. Liegt das Sprachverständnis bei 65 Dezibel unter 70 bis 80 Prozent, so ist meist ein Hörgerät sinnvoll.

Otoakustische Emissionen

Man unterscheidet im Innenohr innere und äußere Haarzellen (→ Seite 14). Die äußeren Haarzellen sind ständig in Bewegung und erzeugen dabei selbst Schallwellen und somit Töne, die so genannten Otoakustischen Emissionen. Diese sehr leisen Geräusche aus dem Innenohr können mit Hilfe feinster Mikrofone und insbesondere der zunehmend stärker eingesetzten Computertechnik gemessen und ausgewertet werden.

Die dabei gewonnenen Ergebnisse haben teilweise revolutionäre neue Erkenntnisse für das Verständnis der Hörstörungen und der Tinnitusentstehung gebracht. Nützlich bei der Erstellung einer genauen Diagnose sind Otoakustische Emissionen besonders dann, wenn der Hörtest keine Störung zeigt, aber dennoch ein Tinnitus vorhanden ist. Diese Messmethode findet allerdings ab einem Hörverlust von über 40 Dezibel ihre Grenze.

Die Messung der Otoakustischen Emissionen ist eine objektive Methode der Hörprüfung, denn sie ist nicht von persönlichen Eindrücken des Schwerhörigen abhängig.

BERA (Brain Evoked Response Audiometrie)

Bei dieser Hörprüfung verfolgt man den Weg der Hörimpulse vom Innenohr bis zum Hörzentrum. Dazu werden Geräusche mit einem Kopfhörer eingespielt und die dadurch erzeugten Hirnströme gemessen. So kann – ohne Strahlenbelastung – ermittelt werden, ob z. B. ein Tumor den Weg vom Innenohr zum Gehirn blockiert. Unter Umständen behindert auch ein Akustikusneurinom (→ Seite 24), das hinter der Schnecke liegt, die Weiterleitung des Schallimpulses. Dieser Fall ist zwar selten, muss aber unbedingt ausgeschlossen werden.

Bei einer Schwerhörigkeit von mehr als 50 Dezibel verliert die BERA an Aussagekraft. Dann müssen andere Verfahren wie die Computertomographie zur Anwendung kommen.

Gleichgewichtsprüfungen

Der Gleichgewichtsapparat liegt im Innenohr. Drei Bogengänge, die in den drei Bewegungsrichtungen des Raums angeordnet sind, registrieren jede Bewegungsänderung.

Wenn zusammen mit dem Tinnitus Schwindelbeschwerden aufgetreten sind, ist eine Prüfung des Gleichgewichts notwendig. Die Methoden sind einfach und durchaus aussagekräftig: Der Patient wird gebeten, auf einem Bein zu stehen, mit geschlossenen Augen auf der Stelle zu treten oder über ein am Boden liegendes Seil zu balancieren.

Häufig führt der Arzt auch einen thermischen Test durch. Für diesen wird der äußere Gehörgang zunächst mit kaltem (30 °C), dann mit warmem Wasser (44 °C) gespült und so das Gleichgewichtsorgan gereizt. Die Reizantwort gibt dem Arzt Aufschluss darüber, ob das Gleichgewichtsorgan am Entstehen des Tinnitus beteiligt ist. In der Regel ist dies – im Gegensatz zum Morbus Menière – nicht der Fall.

Die Glycerol-Belastungsprobe

Vermutet man Probleme bei der Innenohrflüssigkeit, der Endolymphe, so kann eine Glycerol-Belastungsprobe, der »Klockhofftest«, darüber Gewissheit bringen. Subjektiv angenehmer, aber weniger anerkannt, ist ein ähnliches Verfahren mit entwässernden Medikamenten, den so genannten Diuretika.

Für die Glycerol-Belastungsprobe trinkt man ein Glas eines sehr süßen Getränks. Es wird über die Magenschleimhaut schnell aufgenommen und erhöht die Konzentration der Bestandteile im Blut. Ist das Blut »dicker« als die Innenohrflüssigkeit, so entweicht diese ins Blut. Auf diese Weise kann ein vorhandener Stau der Endolymphe im Innenohr nachgewiesen werden.

Am besten geschieht dies mit einem weiteren Hörtest. Zeigt sich eine Besserung der Werte von mindestens 10 bis 15 Dezibel in drei benachbarten Frequenzen, ist eine Regulationsstörung der Flüssigkeit im Innenohr wie beim Endolymphgeschehen (→ Seite 20 bis 22) und beim Morbus Menière (→ Seite 22 bis 23) wahrscheinlich.

Mithilfe des »Klockhofftest« können Probleme bei der Innenohrflüssigkeit bestimmt werden. Ein weiteres, ähnliches Verfahren wird mit Diuretika, entwässernden Medikamenten, durchgeführt.

Die Elektrokochleographie

Einige Spezialkliniken führen auch die Elektrokochleographie durch, die ein Bild der Innenohrfunktion wiedergibt. Dafür wird eine feine Nadelelektrode durch das Trommelfell weiter in das Mittelohr geführt und in der Nähe der Rundfensternische angebracht. Die Haarzellen reagieren auf akustische Reize, und die dadurch entstehenden Ströme werden am Innenohr gemessen. In der Regel erkennt man mit diesem Verfahren einen Stau der Endolymphe im Innenohr.

Dieses objektive Verfahren zur Prüfung der Innenohrfunktion gehört zusammen mit der BERA (→ Seite 32) zu den wichtigsten Methoden, um festzustellen, ob die Störung der Schallübertragung im Innenohr oder hinter der Schnecke, also auf dem Weg zum Gehirn liegt.

Bildgebende Verfahren

Röntgen, Ultraschall, Computertomographie und Kernspinuntersuchungen sind bei der Diagnostik des Tinnitus nur selten eine direkte Hilfe, mit Ausnahme etwa bei Unfällen oder kompletten Funktionsausfällen. Sie helfen aber beim Ausschluss anderer Krankheitsbilder, insbesondere von Tumoren oder der multiplen Sklerose.

Psychologische Diagnose-möglichkeiten

Grundlegende Voraussetzung für eine effektive psychotherapeutische Behandlung ist ein vertrauensvolles Verhältnis zwischen dem Therapeuten und seinem Patienten.

Komplexere Krankheitsverläufe erfordern oftmals einen Spezialisten für psychosomatische Krankheiten. Wenden Sie sich an einen niedergelassenen Arzt mit psychosomatischer Zusatzausbildung, an ärztliche und psychologische Psychotherapeuten und psychosomatisch tätige Ärzte sowie an Fachärzte für Psychotherapie und Psychosomatik.

Über den organischen Befund hinaus, beschäftigen sich Psychosomatiker mit Sinn und Bedeutung der Krankheit für den einzelnen Patienten. Sie erforschen, welche Situationen dazu führen, dass sich die Symptome verschlechtern oder verbessern und erkunden die dabei auftretenden Gefühle und Erinnerungen des Patienten. Oft lässt sich erst auf dieser Grundlage der Tinnitus sachgerecht behandeln.

Klärung der individuellen Situation

Um die Veränderungen eines Tinnitusleidens zu verstehen, bedient sich der psychotherapeutisch arbeitende Experte eines speziellen Handwerkszeugs. Zunächst wird er versuchen, die Lebens- und Lerngeschichte des Betroffenen zu klären und seine individuellen Erfahrungen und Bewertungen zu sammeln. Wichtig ist es, jene Faktoren zu ermitteln, die an der Auslösung und der Aufrechterhaltung des Tinnitusleidens beteiligt sind. Dafür werden diverse verhaltenstherapeutische Elemente eingesetzt:

■ Das diagnostische (Erst-)Gespräch gibt Aufschluss über Leben und Krankheitsbild.

■ Mit Hilfe psychologischer Fragebögen kann der Schweregrad des Tinnitus ermittelt werden.

■ Techniken der Selbst- und Fremdbeobachtung geben Einblick in Verhaltensweisen des Patienten.

■ Diagnostische Rollenspiele verdeutlichen die Situation.

■ Gruppentherapien klären Verhaltensweisen in der Gruppe.

Insbesondere der Tinnitusfragebogen nach Goebel und Hiller hat sich bei der Einstufung des Tinnitus-Schweregrades im gesamten deutschsprachigen Raum etabliert. Er ist heute eines der wichtigsten Elemente bei der Erforschung auch von Behandlungsergebnissen geworden.

Konkret dient der Test zur Bewertung des subjektiven Schweregrades des Tinnitusempfindens. Der Tinnitus-Fragebogen besteht aus 52 Fragen, die sich insgesamt zu sechs Unterkategorien zusammenfassen lassen. Der Schweregrad des Tinnitus wird dann nach der Auswertung dieses Tests mit einem Punktesystem ermittelt.

Die Psychosomatik brachte wertvolle Erkenntnisse darüber, inwieweit körperliche Störungen auf seelische Ursachen zurückzuführen sind.

Die psychosomatische Betrachtungsweise

Die Art und Weise, wie der Körper reagiert, ist jedoch von Patient zu Patient unterschiedlich. Um eine bestmögliche Behandlung des Tinnitus zu gewährleisten, ist es daher nötig, Körper, Seele und Geist des Patienten eingehend zu durchleuchten.

Körperliche und psychische Befindlichkeiten müssen zu einer psychosomatischen Gesamtschau verbunden werden. Eine wertvolle Grundlage bilden sowohl die Verfahren zur Diagnose der körperlichen Ursachen als auch diejenigen zur Beurteilung der psychischen Situation des Betroffenen. Erst wenn der Arzt die individuelle Leidensgeschichte seines Patienten versteht, ist die Basis für eine erfolgreiche Therapie geschaffen.

Körperliche und psychische Verfassung des Patienten müssen geklärt werden, bevor eine Therapiekonzept erstellt werden kann.

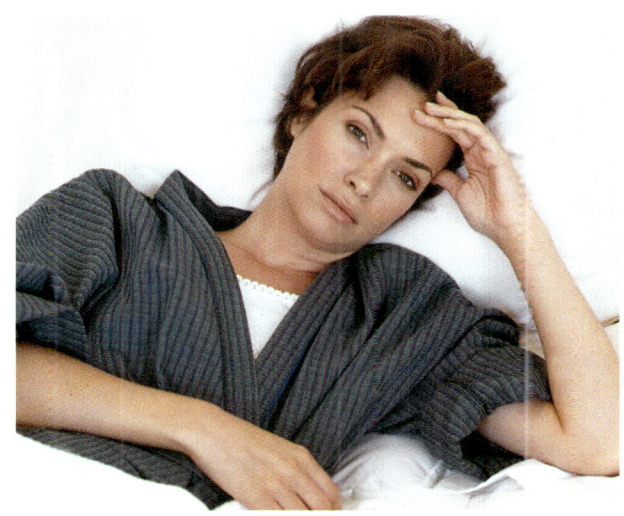

Hilfe im Akutfall

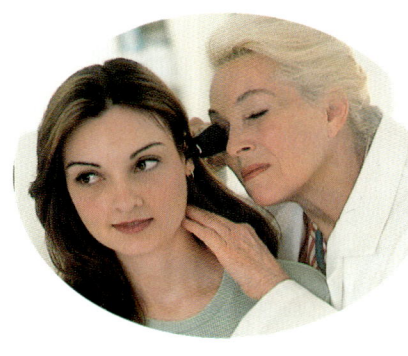

Ein plötzlich auftretendes Ohrgeräusch verunsichert zweifellos jeden Menschen. Doch gerade in dieser Situation ist es notwendig, klaren Kopf zu bewahren und die entscheidenden Schritte zu unternehmen. Der erste Schritt ist zweifellos der Besuch bei einem Facharzt, der die für Sie geeignete Therapie empfehlen kann.

Verfallen Sie nicht gleich in Panik, wenn Sie plötzlich ein Ohrgeräusch vernehmen. Suchen Sie einen Spezialisten auf, und lassen Sie sich über die Therapiemöglichkeiten informieren, die für Ihren speziellen Fall in Frage kommen.

Der Besuch beim Arzt

Wenn Sie ein Ohrgeräusch feststellen, das länger als einen Tag anhält, sollten Sie umgehend einen Hals-Nasen-Ohren-Arzt aufsuchen.

Nur der Arzt kann klären, was den Tinnitus verursacht. Im besten Fall behebt er das Ohrgeräusch durch Entfernen eines Ohrpropfs und kann Ihnen die beruhigende Information geben, dass keine organische Veränderung vorliegt.

Diagnostiziert der Arzt aber einen Tinnitus aufgrund von Hörschädigungen, wie sie durch Lärmbelastung, Druckveränderungen beim Tauchen oder bei einem Hörsturz entstehen können, dann muss umgehend gehandelt werden. Der akute, erstmalig auftretende Tinnitus gilt ebenso wie ein akuter Hörsturz als Eilfall und erfordert eine sofortige Behandlung. Die Erholungschancen sind umso größer, je früher die Therapie beginnt. Dennoch: Vermeiden Sie jede Hektik! Es geht nicht wie bei einem Notfall, etwa einem Herzinfarkt, um Minuten oder wenige Stunden. Tritt z. B. nachts ein Ohrgeräusch auf, reicht es, morgens zum Arzt zu gehen. Es ist wenig sinnvoll, noch in der Nacht den Notarzt aufzusuchen. In der Regel wird er keine genaue Diagnose stellen können und bestenfalls eine unspezifische Maßnahme einleiten. Zudem bilden sich viele Tinnitusformen nach einem erholsamen Schlaf zurück.

Ist der Tinnitus die Folge von Hörschädigungen, dann muss zügig gehandelt werden. Je eher man sich einer Behandlung unterzieht, desto besser stehen die Erholungs- und Heilungschancen.

Versuchen Sie also, sich zu entspannen und auszuruhen, soweit dies in dieser Situation möglich ist.

Grundsätzlich gilt, dass sich Aufregung und Stress, sei es von Ihrer Seite oder von Seiten Ihres Arztes, negativ auf die Behandlung auswirken können.

Die Infusionstherapie

Vermutet der Hals-Nasen-Ohren-Arzt aufgrund seiner Untersuchung einen Hörsturz oder einen akuten Lärmschaden, wird er Ihnen zu einer Infusionsbehandlung raten. Das Gleiche gilt, wenn er nicht ausschließen kann, dass der Tinnitus durch eine Durchblutungsstörung bedingt ist.

Sinn einer Infusionsbehandlung ist es, die Durchblutung zu fördern, die Fließeigenschaft des Blutes zu verbessern und die Sauerstoffversorgung im akut geschädigten Innenohr zu optimieren.

Über eine so genannte Verweilkanüle, die in eine Vene gelegt wird, tropft die mit spezifischen Medikamenten angereicherte Kochsalzlösung in den Blutkreislauf. Je nach Art und Ausmaß des Hörschadens wird Kortison verwendet. Dies ist insbesondere dann sinnvoll, wenn das Immunsystem an der Erkrankung beteiligt ist und sich gegen den eigenen Körper richtet.

Die Infusionsbehandlung fördert die Durchblutung, verbessert die Fließeigenschaften des Blutes und optimiert die Sauerstoffversorgung im Innenohr.

Vorteile der stationären Therapie

Die Infusionsbehandlung kann ambulant bei Ihrem Arzt durchgeführt werden, erfolgt aber besser stationär im Krankenhaus. Hier findet man leichter Abstand zu Arbeit und familiärem Umfeld. Gestehen Sie sich diese Zeit zur Entspannung zu, denn sie ist mindestens ebenso wichtig wie die Infusionsgabe selbst.

Hat sich innerhalb von zwei bis drei Wochen der Hörschaden oder der Tinnitus nicht in befriedigender Weise zurückgebildet, muss ein weiterer medizinischer Schritt in Erwägung gezogen werden. Bei Verdacht auf eine Durchblutungsstörung wird es sich in der Regel um eine Hyperbare Sauerstofftherapie (HBO) handeln. Diese sollte dann möglichst innerhalb der ersten sechs Wochen seit Auftreten des Tinnitus begonnen werden.

Die Hyperbare Sauerstofftherapie (HBO)

Der Begriff »hyperbar« macht deutlich, dass für diese Therapieform eine Druckerhöhung notwendig ist.

Auch dieses Verfahren zielt darauf ab, den Sauerstoffgehalt des Blutes zu erhöhen und damit die Versorgung des Innenohrs zu verbessern. Es nutzt dabei jedoch physikalische Gegebenheiten.

Der größte Anteil des im Blut vorliegenden Sauerstoffs ist chemisch an den Blutfarbstoff Hämoglobin gebunden. Auch wenn man z. B. 100-prozentigen Sauerstoff einatmen würde, brächte dies kaum eine Erhöhung des freien Sauerstoffs im Blut.

Steigert man jedoch den Druck, vermehrt sich der nur geringe Anteil an physikalisch gelöstem Sauerstoff (normalerweise zwei Prozent des Sauerstoffgehalts) deutlich. Vergleichbar ist diese Reaktion mit einer Flasche Mineralwasser, in der durch Druckerhöhung vermehrt Kohlensäure entsteht. Je höher der Druck, desto mehr Kohlensäure wird aufgenommen.

Die Tauchkammer

Wer sich einer Hyperbaren Sauerstofftherapie unterzieht, begibt sich in eine Tauchkammer. Dieser Name erinnert noch daran, dass diese Therapieform ursprünglich zur Behebung von Taucherkrankheiten diente und erst später auch bei anderen Erkrankungen eingesetzt wurde.

Einem Tauchgang in rund 15 Meter Tiefe gleicht der Aufenthalt in der Tauchkammer. Der erhöhte Druck bewirkt eine vermehrte Sauerstoffkonzentration im Blut, von der wiederum die Innenohrflüssigkeit profitiert.

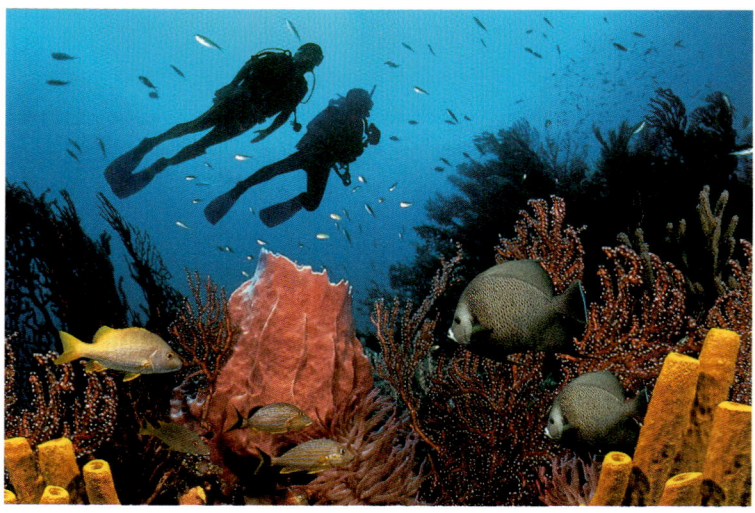

In der verschlossenen Tauchkammer wird die Luft komprimiert, also verdichtet, und dadurch eine Drucksituation hergestellt, die einem Tauchgang in 15 Meter Tiefe bei 1,5 Bar Überdruck entspricht. Der Druck wird nur sehr langsam gesteigert, um Reizungen der Nasengänge oder der Ohren zu verhindern. Unter erhöhtem Druck atmet man nun zu genau vorgeschriebenen Bedingungen jeweils 30 Minuten lang reinen Sauerstoff ein. So wird der Sauerstoffanteil im Blut erhöht und an das Innenohr weitergegeben. Dort profitiert insbesondere die Innenohrflüssigkeit (Endolymphe) von dem vermehrten Sauerstoffangebot.

Die Hyperbare Sauerstofftherapie (HBO) ist ein wichtiges Mittel in der Behandlung, da sie nachweisbar durch den Überdruck im Blut und in der Innenohrflüssigkeit mehr Sauerstoff in den Innenohrbereich bringt als alle anderen Maßnahmen. Wenn für den Tinnitus oder den Hörverlust jedoch Ursachen verantwortlich sind, die nicht durch mehr Sauerstoff behoben werden können, hilft diese Behandlung nicht.

Die Caissonkrankheit ist eine typische Taucherkrankheit. Sie entsteht beim zu schnellen Auftauchen aus der Tiefe. Im Blut bilden sich dabei Stickstoffbläschen, die z. B. Muskelschmerzen und Lähmungen verursachen können.

Wann ist eine Hyperbare Sauerstoffbehandlung sinnvoll?

Inzwischen kann man aufgrund der verfeinerten Diagnostik eine immer bessere Einschätzung vornehmen, ob eine Zusatzversorgung mit Sauerstoff sinnvoll ist oder nicht. Besonders hilfreich dabei sind natürlich Hörtests und in zunehmendem Maße auch die Messung der Otoakustischen Emissionen. Es haben sich so bestimmte Fälle herauskristallisiert, bei denen die Therapie wirkungsvoll eingesetzt wird:

- Akute Lärmschäden
- Akute Hörschädigungen, die durch das Audiogramm (Hörtest) und Otoakustische Emissionen nachvollziehbar sind

Als nicht sinnvoll erweist sich die Hyperbare Sauerstoffbehandlung in folgenden Fällen:

- Erkrankungen, bei denen nach Auftreten der Beschwerden bereits mehr als drei Monate verstrichen sind
- Tinnituserkrankungen, bei denen ein normales Hörvermögen ohne nachweisbare Schäden der äußeren Haarzellen vorliegt

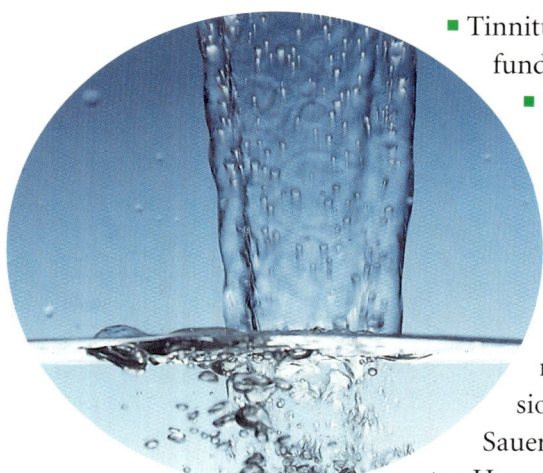

■ Tinnitusfälle, bei denen gegenüber den alten Befunden kein Hörverlust gemessen wird

　■ Hörschwankungen, für die Endolymphprozesse verantwortlich sind

　　■ Menière'sche Erkrankung

Die Hyperbare Sauerstofftherapie wirkt sich eher ungünstig aus, wenn Sie bei Normalhörigkeit eine gesteigerte äußere Haarzellaktivität aufweisen. Dies lässt sich meist mit Hilfe der Otoakustischen Emissionen feststellen. Hier kann die vermehrte Sauerstoffzufuhr die ohnehin schon gesteigerten Haarzellaktivitäten noch verstärken.

Der Druck, den das Wasser auf Taucher ausübt, kann den gesamten Lungenapparat erheblich schädigen. In der Tauchkammer kann der Druck hingegen kontrolliert erhöht werden.

Wie erhält man eine Hyperbare Sauerstoffbehandlung?

Die Hyperbare Sauerstofftherapie ist eine ausgesprochen kostenintensive Behandlung. Deshalb müssen bestimmte Bedingungen erfüllt werden, bevor der Arzt sie verschreiben kann. Grundvoraussetzung ist die Annahme, dass tatsächlich ein Problem bei der Sauerstoffversorgung für Ihr Tinnitusgeschehen oder Ihren Hörverlust verantwortlich zeichnet.

Als weitere Bedingung muss bereits eine Infusionstherapie durchgeführt worden sein. Hintergrund dieser Forderung der Krankenkassen ist, dass ein großer Teil der Hörsturz- und Tinnitusfälle bereits durch eine Infusionstherapie geheilt werden kann. Bei vielen klar definierten Sauerstoffproblemen wie dem akuten Lärmschaden und dem Tauchunfall vergeht infolge dieser Bestimmung leider oft sehr viel Zeit, ehe eine medizinisch sinnvolle Entscheidung getroffen wird.

Da die Hyperbare Sauerstofftherapie bei einigen Formen von Hörverlusten und Tinnitus sicher sinnvoll ist, hat sie sich bei ärztlichen Empfehlungen zur Behandlung von Tinnitus und Hörsturz immer mehr durchgesetzt. Dennoch muss man kritisch bemerken, dass in der Vergangenheit zu viele, im Hinblick auf den Erfolg eher skeptisch einzuschätzende Tinnitusformen in Druckkam-

Adressen von Druckkammerbetreibern erhalten Sie von Ihrem Arzt oder der Deutschen Tinnitus-Liga (→ Seite 125).

mern behandelt wurden. Dies hat unter anderem dazu geführt, dass die Hyperbare Sauerstofftherapie keine Regelleistung der Krankenkassen ist.

Die Krankenkassen sind nicht verpflichtet, die Behandlungskosten für eine Hyperbare Sauerstofftherapie zu übernehmen. Allerdings haben sie sich weitgehend entschlossen, im Einzelfall eine solche Maßnahme zu finanzieren. Die Entscheidung hängt dann von der möglichst ausführlichen Begründung des Einzelfalles sowie der genauen Diagnose ab. Die für Ihre Krankenkasse nötigen Formulare erhalten Sie z. B. bei den Institutionen, die eine solche Behandlung durchführen.

Beschreiben Sie ausführlich die Grundlage, auf der Ihr Tinnitus besteht, und geben Sie an, seit wann Sie daran leiden. Auch Ihre Erfolgsaussichten müssen dargelegt werden.

Voraussetzungen für die Hyperbare Sauerstofftherapie

Falls für Sie eine Hyperbare Sauerstofftherapie in Frage kommt, führt Sie der Weg zu einem – meist privaten – Druckkammerbetreiber. Der Leiter der Druckkammer, der sich fachärztlich und oft durch Zusatzausbildungen als Taucharzt qualifiziert hat, nimmt eine detaillierte Untersuchung vor.

Damit die Hyperbare Sauerstofftherapie Ihr Leiden nicht verschlimmert, muss sichergestellt werden, dass die Lungen einwandfrei arbeiten. Darüber hinaus ist es wichtig, dass der Druckausgleich zwischen Innenohr und Außenwelt, der durch die Ohrtrompete vorgenommen wird, problemlos funktioniert.

Mit der Erhöhung des Luftdrucks wird der Organismus ungewohnten Belastungen ausgesetzt. Eine spezifische Untersuchung des Körpers ist daher unumgänglich.

Notwendige Untersuchungen

■ ■

1. Gründliche allgemeinmedizinische Untersuchung
2. Untersuchung durch den Hals-Nasen-Ohren-Arzt
3. Röntgenaufnahme des Brustbereichs
4. EKG
5. Lungenfunktionsprüfung

Fragwürdige Therapieformen

Der frühzeitige Besuch beim Arzt ist unabdingbar für die Heilung oder Besserung Ihres Leidens. Suchen Sie in jedem Fall einen Facharzt auf, der aufgrund seiner Ausbildung eine gezielte Therapie erarbeitet.

Eine falsche Medikation kann mitunter Ihre Beschwerden verschlimmern. Nicht selten werden jahrelang wirkungslose Medikamente verordnet. Hierbei handelt es sich in erster Linie um so genannte durchblutungsfördernde Mittel wie Ginkgo, Tebonin, Dusodril, Pentoxyphillin. Sie gehören zu den umsatzstärksten und für die Verbesserung der Innenohrdurchblutung nutzlosesten Präparaten. Darüber hinaus erweisen sie sich als nicht ganz ungefährlich, denn sie können dazu beitragen, dass die gut durchbluteten Bereiche noch besser durchblutet werden, während bei den schlecht durchbluteten Körperteilen keine Besserung einsetzt. So kann es trotz der Blutflusssteigerung zu einer unerwünschten Verteilung kommen, die die Mangelgebiete noch mehr benachteiligt. Dies nennt man den »Steal-(Raub-)Effekt«. Abgesehen davon wirken die Durchblutungsmittel vor allem auf den Magen und – auf das Portmonee. Von diesen Präparaten ist also dringend abzuraten.

Stellatum-Blockade

Das Ganglion stellatum liegt zwischen dem Querfortsatz des siebten Halswirbels und dem Köpfchen der ersten Rippe, also in unmittelbarer Nähe der Rückenmarksnerven.

In diesem Zusammenhang muss auch vor der Stellatum-Blockade gewarnt werden. Hier versucht man mit einer langen Nadel und lokalen Betäubungsmitteln Nervenstrukturen des Sympathischen Systems, das so genannte Ganglion stellatum, auszuschalten. Als erwünschte Wirkung stellt sich eine Erwärmung der betroffenen Kopfseite und eine Rötung der Ohren ein. Wird diese Methode fachgerecht durchgeführt, dient sie der lokalen Betäubung. Zur gewünschten Steigerung der Innenohrdurchblutung führt die Stellatum-Blockade jedoch kaum. Da das Ganglion stellatum von lebenswichtigen Strukturen umgeben ist, stellt dieses Verfahren ein relativ hohes Risiko dar und sollte beim Tinnitus nicht angewendet werden.

Infusion, Hyperbare Sauerstoff-therapie – und dann?

Das Tinnitusleiden ist für viele Menschen ein Anstoß, sich mit ihrem Leben, ihren Gefühlen und Gedanken auseinander zu setzen. Auch wenn mit und ohne Infusionen oder Hyperbarer Sauerstofftherapie »noch einmal alles gut gegangen ist«, sollten Sie dieses Zeichen des Körpers ernst nehmen und seine Ursachen und Hintergründe durchleuchten.

Aufschluss über die Zusammenhänge zwischen dem meist organisch verursachten Tinnitus und dem überwiegend psychisch bedingten Tinnitusleiden erhält man im Gespräch mit einem verständnisvollen Fachmann. Die therapeutischen Angebote sollten dabei an Ihren konkreten Erfahrungen anknüpfen und nie Ihre ganz individuelle Situation aus den Augen verlieren.

An dieser Stelle können Sie die Weichen stellen, um einem neuen Tinnitusleiden und weiteren Krankheitsformen wie etwa Erschöpfungszuständen vorzubeugen.

Erarbeiten Sie entlastende Maßnahmen, und nehmen Sie Vorschläge an, die Ihnen auch in Zukunft bei der Bewältigung von Stresssituationen helfen.

Mit einem Tinnitus kann der Körper auf bestehende seelische Konflikte aufmerksam machen. Für den Betroffenen bietet sich hier die Chance, seine Lebensform zu überdenken.

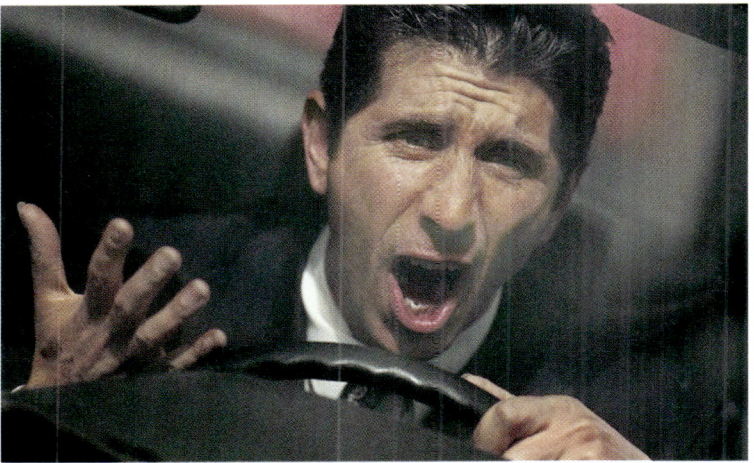

Stress macht sich in vielen Alltagssituationen bemerkbar. Beobachten Sie sich selbst, z. B. im Verkehr. Reagieren Sie häufig aggressiv und überreizt? Dann sollten Sie für Entspannung sorgen, denn Stress ist ein bekannter Auslöser von Tinnitus.

Was hält die Symptome aufrecht?

Gespräche und Untersuchungen sind nötig, können aber bei manchen Patienten auch Furcht auslösen und so die Symptome verstärken.

Geht auch durch die therapeutische Behandlung der Tinnitus nicht vollständig zurück, ist es wichtig, die Aufmerksamkeit nicht auf das Verschwinden des Tinnitus zu konzentrieren. Leicht könnte es zu einem fatalen Kreislauf kommen, in dem sich Aufmerksamkeit und Tinnituslautheit zunehmend verstärken (→ Seite 12). Gerade in der Phase zwischen akut und nicht mehr akut, noch nicht chronisch oder doch schon chronisch, ist es entscheidend, dass Sie – bewusst oder unbewusst – das tun und denken, was Ihnen praktisch »nach vorne« hilft.

Verstärkende Elemente

Bei Menschen, die seit kurzem an Tinnitus leiden, verstärkt in vielen Fällen allein schon die Aufmerksamkeit durch andere (Meinungen, Aussagen etc.) die eher krank machenden Elemente.

Selbst gut gemeinte und nötige Gespräche und ärztliche Untersuchungen, durch die mögliche krankhafte Prozesse aufgedeckt werden sollen, können verunsichern und dadurch die Symptome verstärken. Mit jeder Untersuchung wächst bei manchen Patienten die Furcht, es könnte eine ernsthafte, lebensbedrohliche Ursache vorliegen. Auch wenn sich diese Befürchtung als unbegründet herausstellt, kann sie den Tinnitus negativ beeinflussen.

Zwei Beispiele sollen Ihnen zeigen, welche Verhaltensweisen den Tinnitus verstärken können und welche Reaktionen zu einem Arrangement mit ihm führen:

Der 55-jährige Herr M., der schon seit längerem etwas schwer hört, vernimmt plötzlich ein Ohrgeräusch. Nachdem er etwa zwei Tage lang nach der Quelle des Geräusches gesucht hat, erzählt er seiner Frau davon. Diese kann das Geräusch nicht hören, hat aber vom Tinnitusleiden gelesen und erklärt ihrem Mann, dass es sich um eine ernsthafte Erkrankung handelt. Sie besorgt ihm Artikel, die das Tinnitusleiden beschreiben und damit zusammenhängende Depressionen und teilweise auch Selbstmorde ausführlich schildern.

Jetzt wendet sich Herr M. an den Hals-Nasen-Ohren-Arzt, der eine Schwerhörigkeit feststellt und eine Infusionstherapie durchführt. Dabei kommt Herr M. mit anderen Patienten in Kontakt, die ebenfalls von ihrem Tinnitusleiden erzählen. Er selbst nimmt den Tinnitus nun immer lauter wahr und kann nachts nicht mehr schlafen. In seiner Verzweiflung wendet er sich schließlich an die Deutsche Tinnitus-Liga. Das Material, das man ihm zusendet, beruhigt ihn zwar, doch nach und nach beobachtet er an sich alle Symptome, die in den verschiedenen Artikeln beschrieben werden.

Als der Tinnitus nach zwei Wochen noch lauter geworden ist, möchte Herr M. unbedingt eine Hyperbare Sauerstofftherapie durchführen lassen, um zu retten, was zu retten ist. Diese wird von der Krankenkasse abgelehnt, da der Hörschaden vermutlich schon sehr viel älter sei und keine Aussicht auf Erfolg bestehe.

Herrn M.s psychische Situation verschlechtert sich zusehends. Um nachts schlafen zu können, nimmt er abends Beruhigungsmittel. Tagsüber greift er zu Antidepressiva. Allmählich beruhigt er sich, allerdings auf Kosten einer dauerhaften medikamentösen Behandlung ohne absehbares Ende.

Der entscheidende Schritt

Über die Tinnitus-Selbsthilfegruppe vor Ort findet Herr M. schließlich Rückhalt und Verständnis. Mit einem Experten bespricht er die Befunde und erfährt zu seinem großen Erstaunen, dass Tinnitus ein wichtiges Zeichen der Schwerhörigkeit ist und ein Hörgerät nicht nur seine Hörsituation, sondern auch den Tinnitus verbessern kann.

Der Ausbruch aus dem Tinnituskreislauf ist oft nur durch kompetente Hilfe von außen möglich.

Zunächst noch ungläubig, trägt Herr M. von nun an ein Hörgerät. Nach Überbrückung der Anfangsschwierigkeiten stellt er fest, dass er nicht nur seine Frau, sondern auch seine Bekannten besser verstehen kann. Für Herrn M. bedeutet es nun kein Problem mehr, an Gesprächen und Diskussionen teilzunehmen. Nun treten auch weniger Missverständnisse auf. Herr M. erfreut sich wieder an leisen Geräuschen wie Blätterrascheln und Schneeknirschen.

Die Antidepressiva können nach und nach abgesetzt werden, und Herrn M.s Leben normalisiert sich zusehends.

Herr M. befand sich in einem Kreislauf aus schlecht aufbereiteten Informationen, Unwissenheit und sich ständig verstärkendem Tinnitus. Erst als er über die Vorgänge in seinem Körper und die Ursachen des Leidens Bescheid wusste, verbesserte sich seine Lage. Sogar die Schwerhörigkeit, die noch vor dem Einsetzen des Tinnitus die sozialen Kontakte von Herrn M. stark beeinträchtigt hatte, wurde mit Hilfe des Hörgeräts gemeistert. Von nun an konnte der ehemals Schwerhörige, der nur noch mit seinem engsten Umfeld kommuniziert hatte, wieder am gesellschaftlichen Leben teilnehmen. Auch Probleme und Missverständnisse, die bedingt durch das unzureichende Hörvermögen entstanden, wurden nun weitestgehend ausgeschlossen.

Aufklärung und Wissen über den Tinnitus verhelfen vielen Menschen zu einem ausgeglichenen Umgang mit ihrem Ohrgeräusch.

Der hier beschriebene Weg ist leider keine Einzelerscheinung. Vielmehr kann man beobachten, dass derartige Krankheitsverläufe gerade in Bezug auf Tinnitus relativ häufig sind. Ungenügende Kenntnis – manchmal auch bei Ärzten –, Unverständnis der Umgebung, die das Ohrgeräusch ja selbst nicht hören kann, und Angst, »sich bloßzustellen« oder »lächerlich zu machen«, verlängern den Leidensweg des Tinnituspatienten oft unnötig. Nicht selten werden von den Betroffenen noch viele Stationen mehr durchlaufen, bevor es zu einem befriedigenden Umgang mit dem Tinnitusgeschehen kommt.

Wissen hilft heilen

Ein derart problembehafteter Verlauf muss nicht sein. Beispiele beweisen das Gegenteil. Gerade wenn der vom Tinnitus Betroffene sich umgehend an eine kompetente Stelle wendet, von einem Spezialisten betreut wird und die richtige Therapie verfolgt, kann rasch eine Besserung eintreten. Wichtig ist vor allem auch, dass der Patient nicht das Gefühl hat, in Panik verfallen zu müssen. Ein umsichtiger Arzt wird ihm vermitteln, dass auch ein Leben mit Tinnitus möglich ist.

Der im Folgenden aufgeführte Fall zeigt, dass das Tinnitusgeschehen einen vom oben aufgeführten Beispiel gänzlich abweichenden Weg nehmen kann:

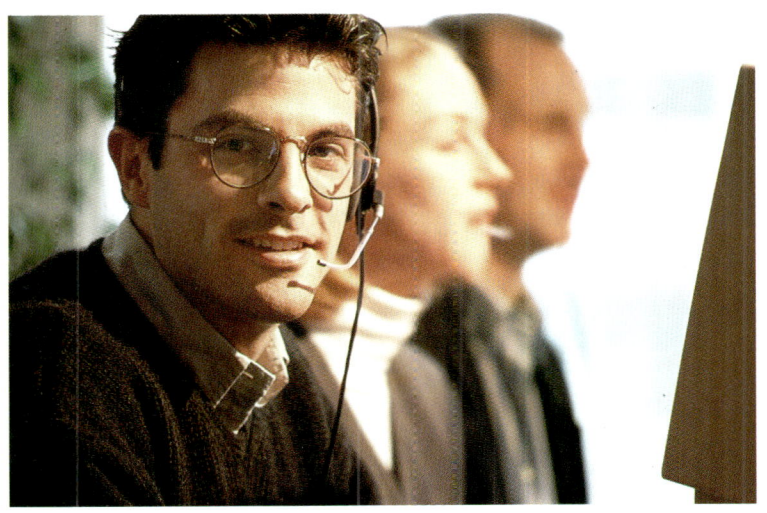

Ein junger Mann behält nach einem Hörsturz ein hohes Klingeln zurück. Die sofort eingeleitete Infusionstherapie kann die Hörminderung so weit zurückdrängen, dass eine Hörgeräteversorgung nicht notwendig ist.

Der Therapeut klärt den Patienten darüber auf, dass weder durch die leichte Hörminderung noch durch den andauernden Tinnitus ein bleibender Schaden entstanden sei. Verdeutlicht wird auch, dass er mit diesem guten Befund alle seine Berufs- und Lebenswünsche verwirklichen könne. Zwar kann der junge Mann seinen Tinnitus wahrnehmen, wenn er sich auf ihn konzentriert, da er ein Entspannungsverfahren ausübt, fühlt er sich aber nicht maßgeblich durch ihn gestört.

Es muss an dieser Stelle noch einmal betont werden, dass die Mechanismen, die das Tinnitusleiden aufrechterhalten, weitgehend unbewusst ablaufen, aber von außen beeinflusst werden. Das auf viele Lebensbereiche anzuwendende System von Belohnung und Bestrafung neuer Verhaltensweisen greift auch im Fall des Tinnitus. Bewertet man ein Verhalten, hier die Reaktion auf das Ohrgeräusch, als positiv, wird es verstärkt, der Tinnitus rückt in den Hintergrund.

Je weniger man über das organische Geschehen, das zum Tinnitus führt, aufgeklärt ist, desto häufiger bleibt das Leiden am Ohrgeräusch bestehen.

Wenn sich der Tinnitus festsetzt

Nicht immer erweist sich der Tinnitus als vorübergehendes Phänomen. Hält sich das störende Ohrgeräusch länger als drei Monate, muss man von einem chronischen Tinnitus sprechen. Für den Betroffenen beginnt nun ein nicht immer unbeschwerlicher Weg der Auseinandersetzung und Gewöhnung.

In vielen Fällen bleibt der Tinnitus ein zeitlich begrenztes Problem. Wird er aber zum chronisch vorhandenen Störfaktor, so muss man lernen, sich mit ihm zu arrangieren.

Der chronische Tinnitus und seine Folgen

Infusionstherapie und Hyperbare Sauerstofftherapie sind zwar effektive, aber leider nicht immer wirkungsvolle Maßnahmen zur Behebung eines Ohrgeräuschs. In vielen Fällen setzt sich der unangenehme Ton im Ohr fest.

Besteht der Tinnitus länger als drei Monate, spricht man von einem chronischen Tinnitus. Etwa zehn Prozent der Bevölkerung Europas und der Vereinigten Staaten sind von diesem Phänomen betroffen. Statistiken zufolge haben sich rund 90 Prozent der Betroffenen in irgendeiner Form mit ihrem Tinnitus arrangiert. Bei diesen Fällen kann man davon ausgehen, dass keine weiteren körperlichen oder seelischen Belastungen auftreten.

Wer es nicht schafft, ein »Arrangement« mit dem Tinnitus zu treffen, muss Folgeerscheinungen befürchten. Inzwischen unterziehen sich 0,5 bis 1 Prozent der Gesamtbevölkerung wegen der Folge- und Begleitstörungen des Tinnitus einer Behandlung. Beim so genannten »chronisch komplexen Tinnitus« oder besser »chronisch komplexen Tinnitusleiden« können sich folgende Störungen krisenhaft entwickeln:

Die Zahl der chronisch an Tinnitus Erkrankten übersteigt in Deutschland die Millionengrenze. In Österreich zählt man rund hunderttausend Fälle.

- Fixierung auf das akustische Phänomen Tinnitus
- Konzentrationsmängel, Nervosität
- Unruhe und Unrast bis hin zu Schlafstörungen
- Depressive Entwicklungen bis hin zur Gefährdung der Arbeitsfähigkeit

Im Fall des chronisch komplexen Tinnitusleidens ist es wichtig, das Leiden am Tinnitus zu behandeln und nicht den Tinnitus selbst unbedingt beseitigen zu wollen.

Man kann nicht Nicht-Wahrnehmen

Warum es wichtig ist, nicht in erster Linie den chronischen Tinnitus, sondern das Leiden am Tinnitus zu behandeln, soll im Folgenden aufgezeigt werden:

👉 Versuchen Sie bitte für zwei Minuten, NICHT an Ihren Tinnitus zu denken, bevor Sie unten den auf dem Kopf stehenden Text lesen.

👉 Stellen Sie sich bitte jetzt einen rosaroten Elefanten vor, der eine grüne Jacke trägt.

👉 Immer, wenn der Tinnitus lauter erscheint, versuchen Sie, an diesen rosaroten Elefanten mit der grünen Jacke zu denken.

Einfacher als nicht an den Tinnitus zu denken ist, sich etwas anderes vorzustellen. Auch wenn Sie jetzt über diese Übung lachen, könnte dies zumindest eine Sekunde lang eine geringere Tinnituslautheit bedeuten.

Natürlich ist es verständlich, wenn Sie weiterhin den Wunsch hegen, der Tinnitus möge eines Tages verschwinden. Doch wichtig ist es zunächst, dass Sie lernen, mit dem Tinnitus ebenso gut zu leben wie ohne ihn. Dieses Buch soll Ihnen dabei helfen, Ihr Ziel zu erreichen. Leiden Sie zudem an Schwerhörigkeit, einer Schwindelerkrankung oder einer anderen Einschränkung, kann eine apparative Versorgung oder eine zusätzliche therapeutische Hilfestellungen nötig sein.

Ganzheitliche Therapien versuchen, dem Patienten zu einer problemlösenderen Haltung zu verhelfen und damit dem Ohrgeräusch den Schrecken zu nehmen.

Sie werden sehen, dass es unmöglich ist, NICHT an den Tinnitus zu denken. Wir haben nicht die Entscheidungsfreiheit, an etwas NICHT zu denken. Aber wir haben die Möglichkeit, an etwas anderes zu denken und so die Wahrnehmung des Tinnitus in den Hintergrund treten zu lassen.

Sich mit dem Tinnitus vertraut machen

An erster Stelle müssen Sie sich ausreichend und in für Sie verständlicher Weise über den Tinnitus und das Leiden am Tinnitus informieren. Nur so können Vorurteile und in der Regel negative Bewertungen richtig gestellt werden. Folgende Erkenntnisse sind wichtig:

Unangenehme Ohrgeräusche waren bereits in der Antike bekannt. Medizinische Autoren sprechen vom »tinnitus aurium«, einem Ohrklingeln.

Symptom Tinnitus ist immer ein Zeichen einer Veränderung, einer Erkrankung. Das Symptom ist aber nie die Ursache der Krankheit. Dem Tinnitus liegt eine Änderung in der Hörverarbeitung zugrunde. Dies kann z. B. eine Hörstörung sein. Es können aber auch bei organisch völlig intakten Verhältnissen Hörfilter aufgebraucht oder gestört sein.

Durchblutungsstörung Es ist sehr unwahrscheinlich, dass ein chronischer Tinnitus durch eine Durchblutungsstörung hervorgerufen wird. Dasselbe gilt für einen akuten Tinnitus ohne Hörverschlechterung. Daher sind alle Maßnahmen, die auf eine Förderung der Durchblutung zielen und dabei die Verbesserung dieses chronischen Tinnitus versprechen, unseriös. Sie können im Gegenteil sogar dazu beitragen, dass durch das Warten auf den Erfolg der Tinnitus immer mehr in die Wahrnehmung des Betroffenen rückt.

Erhöhung der Lautstärke Die Durchblutung ist auch dann in Ordnung, wenn der chronische Tinnitus lauter wird.

Arteriosklerose Die Verkalkung der Schlagadern ist kein vorbestimmender Faktor für ein isoliertes Tinnitusgeschehen oder für einen Hörsturz.

Folgekrankheiten Tinnitus ist kein Zeichen für Folgekrankheiten mit gestörter Durchblutung. Tinnitus ist deshalb auch kein Zeichen etwa für einen Schlaganfall.

Geräuschempfindlichkeit Tinnitus ist nicht die Ursache für eine Geräuschempfindlichkeit. Tinnitus und Geräuschempfindlichkeit haben allerdings in vielen Fällen die gleichen Ursachen. Sie

1. Gaswolke im
   unendlich R.

2.) Anziehungskraft –
    Verdichtg

3.) Scheibe –
    während der Dreh-
    tätig –
    Zentrum Sonne

    – Planeten

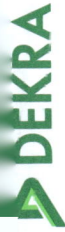

entspringen dann der gleichen Wurzel, beispielsweise dem Verlust von Hörfiltern.

Schwankungen der Lautstärke Die Gründe für das lauter und wieder leiser werden des Tinnitus sind Spielbreiten in der Hörverarbeitung und der Hirnrinde.

Das gesunde Ohr Das tinnitusfreie Ohr ist auch dann noch gesund, wenn dort zeitweilig der gleiche Tinnitus wie im geschädigten Ohr gehört wird.

Um Ihnen aus dem Tinnituskreislauf zu helfen, wurden drei Wissenssätze formuliert. Sie sollen ihre Bemühungen zur Gesundung unterstützen und nach und nach die Vorurteilssätze Ihrer Befürchtungen ersetzen.

Eine umfassende Information über den Tinnitus ist bereits der erste wichtige Schritt in Richtung einer Verbesserung Ihrer schwierigen Situation.

Die Tinnitus-Wissenssätze

1. Der Tinnitus kann nie ohne Grund oder im Lauf der Zeit lauter werden. Der Tinnitus wird mit der Zeit sogar eher weniger laut wahrgenommen!
2. Der Tinnitus kann nie der Grund für eine etwaige weitere Hörverschlechterung sein.
3. Der Tinnitus kann nie mehr als 10 bis 15 Dezibel (entspricht Rascheln von Blättern oder einem Computergeräusch) über der Hörschwelle liegen.

Die Tinnituslautheit

Sie können selbst mit Hilfe von Umgebungsgeräuschen überprüfen, wie laut Ihr Tinnitus ist. Der auf Seite 52 folgenden Grafik entnehmen Sie die Dezibelwerte verschiedener bekannter Umweltgeräusche. Die Schmerzschwelle liegt zwischen 140 und 160 Dezibel.

Entsprechend dem dritten Wissenssatz kann der Tinnitus nie mehr als 10 bis 15 Dezibel über der Hörschwelle liegen. Sie können die eigene Tinnituslautheit daher auch anhand Ihrer Hörkurve bestimmen:

Mithilfe der Geräusche, die Sie in Ihrer Umgebung wahrnehmen, können Sie die Tinnituslautheit bestimmen.

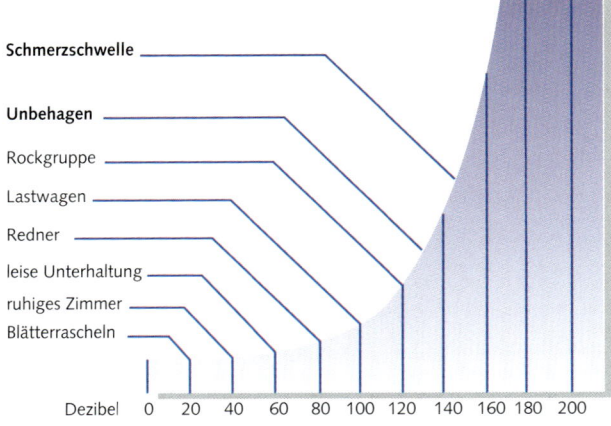

Schmerzschwelle

Unbehagen

Rockgruppe

Lastwagen

Redner

leise Unterhaltung

ruhiges Zimmer

Blätterrascheln

Dezibel 0 20 40 60 80 100 120 140 160 180 200

Wo liegt Ihre Hörschwelle? Überprüfen Sie anhand der Grafik Ihre Tinnituslautheit.

■ Bewegt sich der Hörverlust im Bereich von 6000 Hertz bei 60 Dezibel, so liegt die Tinnituslautheit meist zwischen 70 und 75 Dezibel.
■ Bei einer Tieftonschwerhörigkeit von 40 Dezibel bei 500 Hertz erreicht der Tinnitus vielfach 50 bis 55 Dezibel.

Diese Vergleiche sind für den Gesundungsprozess von Bedeutung. So kann der subjektive Eindruck etwa eines durchdringenden Pfeifens verglichen werden mit dem, was von außen wahrnehmbar ist. Die Vergleiche ermöglichen einen Schritt vom inneren Empfinden zum äußeren Wahr(!)-Nehmen und eröffnen dadurch Handlungsmöglichkeiten, wie man dem Leiden am Tinnitus entkommen kann.

Das Tinnitustagebuch

Eine gute Möglichkeit, den eigenen Tinnitus besser kennen zu lernen, stellt das Tinnitustagebuch dar. Die Idee dabei ist, die Tinnituslautheit und ihre Veränderungen in ihren Bedeutungen und Auswirkungen zu beobachten.

Besorgen Sie sich ein Heft oder ein richtiges Tagebuch, und schreiben Sie Ihre Erfahrungen mit dem Tinnitus nieder. Halten Sie Veränderungen privater oder beruflicher Natur fest, und beschreiben Sie, ob Sie Ihren Tinnitus immer gleich laut wahrnehmen oder ob er in der Lautstärke variiert. Tragen Sie gute und schlechte Erfahrungen ein, die Sie seit Auftauchen Ihres Tinnitus gemacht haben. In Krisensituationen kann dieses Tagebuch Ihnen helfen, sich verstärkt mit Ihrer eigenen Person auseinander zu setzen und Problemlösungen zu erarbeiten.

Das Tinnitustagebuch stellt einen wichtigen Schritt auf dem Weg dar, das Ohrgeräusch als Begleiter und Mahner anzunehmen.

Eine weitere wichtige Funktion hat das Tinnitustagebuch, wenn Sie zur Besserung Ihrer Situation feste Vorsätze fassen. Dies könnte z.B. ein Entspannungsverfahren sein, das sie dreimal täglich

durchführen. Notieren Sie sich, welche Auswirkungen die Ent-
spannungsübungen auf Ihr Allgemeinbefinden haben und wie sie
sich auf die Tinnituslautheit auswirken. So bekommen Sie rasch
ein Gefühl dafür, ob Sie für sich das Richtige tun. Sie erhalten aber
auch sehr rasch einen Überblick darüber, ob es möglicherweise
günstiger ist, bestimmte Vorsätze wieder aufzugeben.

Die Tinnitusverlauf-Grafik

Sie können die Ergebnisse des Tinnitustagebuchs auch in einer
Grafik festhalten, die Ihnen und auch Ihrem therapeutischen
Begleiter einen schnellen Überblick ermöglicht.

Tragen Sie auf der vertikalen Achse die empfundene Tinnitus-
lautheit mit Werten von 0 bis 100 ein. 0 bedeutet dabei, dass Sie
Ihren Tinnitus gar nicht wahrgenommen haben, 100 heißt, dass
Sie Ihren Tinnitus extrem laut hören konnten.

Normalerweise variiert der Tinnitus von Tag zu Tag, kann aber
auch im Lauf eines Tages unterschiedlich wahrgenommen werden. Tragen Sie also bitte auf der horizontalen Achse die Tage entsprechend dem Datum fortlaufend ein, und unterteilen Sie jeden
Tag in drei Abschnitte. Notieren Sie die Tinnituslautheit zu drei
bestimmten Tageszeiten, z. B. morgens, mittags und abends.

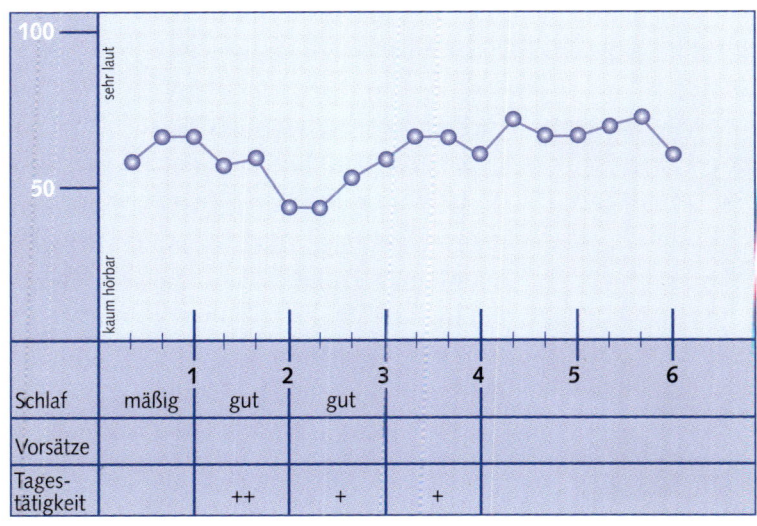

In nebenstehender
Grafik wurde ein
Tinnitusverlauf festge-
halten. So kann man
sich einen guten Über-
blick darüber machen,
wie der Tinnitus sich
auf Schlaf und ver-
schiedene Aktivitäten
auswirkt.

Die Tinnitusverlauf-Grafik informiert Sie nicht nur über die Entwicklung Ihres Ohrgeräusches, sondern verschafft einen Überblick über den gesamten Tagesablauf.

Dies sollten drei im Voraus festgelegte Zeitpunkte sein, etwa um 8 Uhr, um 14 Uhr und um 20 Uhr. Nehmen Sie die Eintragungen stets zu der von Ihnen festgelegten Zeit vor. Tragen Sie Ihre Beobachtungen erst später ein, kann es sein, dass Ihnen Ihr Gedächtnis einen Streich spielt und Sie sich nicht mehr so genau erinnern können.

Unterhalb der vertikalen Achse können Sie zusätzliche Beobachtungen aufzeichnen.

👉 Bewerten Sie hier z. B. Ihren Schlaf. Tragen Sie ein, ob Sie gut geschlafen haben, wie viele Stunden Schlaf annähernd erreicht wurden und wie viel Ruhezeit möglich war.

👉 Welche wichtigen Tätigkeiten waren trotz des Tinnitus möglich, was konnten Sie wegen des Tinnitus nicht machen. Eventuell halten Sie die Begleitumstände und Ereignisse fest, die Sie von Ihren Tätigkeiten abgehalten haben.

👉 Welche Vorsätze haben Sie verwirklicht, um insgesamt die Tinnitusbelastung zu vermindern, und wie haben sich diese Vorsätze auf Ihr Tinnituserleben ausgewirkt?

In den meisten Fällen hat sich diese Art der Buchführung bewährt. Dennoch gibt es keine festen, für jeden gültigen Regeln. Sie sollten Ihr Tinnitustagebuch so gestalten, dass es Ihren persönlichen Anforderungen genügt. Es ist ratsam, die einmal gewählte Methode mindestens vier bis acht Wochen lang zu erproben.

Das Führen eines Tagebuches wirkt sich unter Umständen auch nachteilig aus, denn die tägliche Konfrontation mit dem Tinnitus kann die Beschwerden noch verstärken.

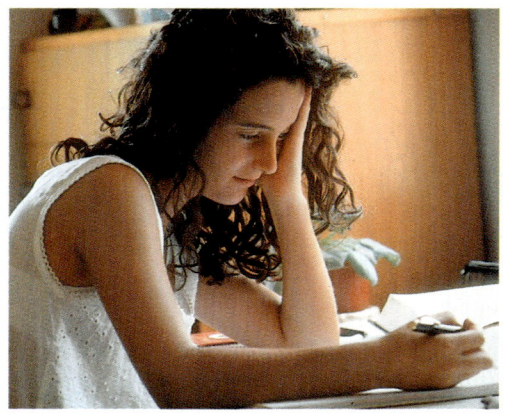

Unerwünschter Nebeneffekt

Man muss allerdings darauf hinweisen, dass die Führung eines Tagebuches auch den unerwünschten Effekt haben kann, die Aufmerksamkeit für den Tinnitus noch zu verstärken.

Sie haben ja bereits erfahren und vielleicht auch ausprobiert, dass der Tinnitus in seiner Lautheit gerade dann stärker wird, wenn man ihn nicht wahrnehmen will. So sorgen Sie mit einem sorgfältigen Führen des Tinnitustagebuchs dafür, dass Sie den Tinnitus mindestens dreimal am Tag wahrnehmen. Aus diesem Grund muss gut überlegt werden, ob der Nutzen, der aus der Führung eines Tinnitustagebuchs erwächst, dieses Risiko wert ist.

Wenn Sie den Tinnitus nur manchmal bemerken, sollten Sie kein Tinnitustagebuch führen. Empfinden Sie Ihren Tinnitus aber immer als gleich laut und unverändert, sollten Sie sich unbedingt des Tinnitustagebuchs bedienen. Hier können Sie kleinste Abweichungen protokollieren und die jeweiligen Begleitumstände herausfinden. So schaffen Sie sich einen Überblick darüber, welche Ereignisse Ihren Tinnitus verstärken oder abschwächen, und können entsprechend aktiv werden.

Der Brief an den Tinnitus

Eine gute Möglichkeit, mit dem Tinnitus »ins Gespräch« zu kommen, ist ihm zu schreiben. Es mag sich im ersten Moment etwas merkwürdig anhören, seinem eigenen Ohrgeräusch und damit sich selbst einen Brief zu schreiben.

Am besten sprechen Sie Ihren Tinnitus tatsächlich als Gegenüber an. Nun können Sie ihm z. B. mitteilen, was Sie am meisten an ihm stört. Beschreiben Sie ihm genau Ihre Gefühle und Empfindungen, und schlagen Sie ihm dann eine Art Handel vor. Vielleicht gibt es ja Bedingungen, unter denen der Tinnitus mehr oder weniger laut oder mehr oder weniger aggressiv sein wird.

Machen Sie sich so Ihren Tinnitus zum Freund, entsprechend dem arabischen Sprichwort: »Wenn du deinen Feind nicht besiegen kannst, so versuche, ihn zu deinem Freund zu machen.« Alles, was dazu gesagt, gedacht und getan werden kann, sollten Sie in diesem Brief niederschreiben. Meistens wird der Tinnitus bei einer derartigen Vorgehensweise erträglicher.

Darüber hinaus können Briefe an den Tinnitus ebenso wie das Tinnitustagebuch die Erinnerung an bereits bewältigte Problemsituationen wiederaufleben lassen. Das Wissen um die eigenen Möglichkeiten bei der Bewältigung schwieriger Lebenslagen hilft auch bei der Lösung neuer Konflikte.

Meistens machen sich schon beim Schreiben des Tinnitusbriefes nützliche Veränderungen bemerkbar. Durch den »inneren Dialog« erschließen sich die eigenen Gefühle, aber auch Möglichkeiten der Bewältigung.

Leben mit dem Tinnitus

Auch der chronische Tinnitus verurteilt den Betroffenen nicht zu Passivität. Im Gegenteil – die Palette der Maßnahmen, die Ihnen helfen Ihren Tinnitus zu bewältigen, ist groß. Sie beginnt bei den kleinen Dingen des Alltags und reicht zu längerfristigen Therapien, mit deren Hilfe Sie mehr über Ihr Leiden, über Ihre Umwelt und über sich erfahren können.

Ohren und Augen spielen eine zentrale Rolle für unsere Wahrnehmung. Ist Ihre Funktion beeinträchtigt, ergeben sich Probleme, die den Betroffenen und sein soziales Umfeld schwer belasten können.

Tipps für den Alltag

Prüfen Sie selbst, wie Sie trotz des Tinnitus Ihr Leben gestalten können. Verharren Sie nicht im Leiden und der Verzweiflung, sondern handeln Sie. Jeder aktive Schritt, den Sie unternehmen, hilft Ihnen ein Stück weit aus dem Leiden am Tinnitus. Sie können es schaffen, all die Dinge zu tun, die auch vor dem Eintritt des Tinnitus möglich waren. Alltägliche Dinge wie Aufstehen aus dem Bett, Duschen, Einkaufen und zur Arbeit gehen tragen ebenso dazu bei, die Wahrnehmung des Tinnitus zu verringern, wie ein Kinobesuch, Musik hören oder selbst spielen.

Selbsthilfegruppen

Die Deutsche Tinnitus-Liga bildete sich auf Initiative von Hans Knör, der ebenfalls unter Tinnitus leidet.

Wenn Sie mit anderen Betroffenen Kontakt aufnehmen möchten und in einer Gemeinschaft Ihr Leiden angehen wollen, wenden Sie sich an die Deutsche Tinnitus-Liga (→ Seite 125). Der in Wuppertal ansässigen Organisation haben sich rund 500 Fachleute verschiedener Richtungen angeschlossen. Die hauptsächlich ehrenamtliche Arbeit wird von einigen hauptamtlichen Kräften unterstützt. Hier erhalten akut und chronisch Erkrankte fundierte Informationen über Forschung und Therapiemöglichkeiten. Die Tinnitus-Liga ist Herausgeber der viermal im Jahr erscheinenden Zeitschrift »Tinnitus-Forum«.

Schlafprobleme bewältigen

Viele Menschen, die an einem chronischen Tinnitus leiden, klagen über Ein- und Durchschlafprobleme. Als Hauptursache führen sie meist den Tinnitus an. Die Konsequenzen der quälenden Unrast sind offensichtlich. Wer unausgeschlafen ist, reagiert gereizt, leidet unter Konzentrationsstörungen und Leistungsminderung. Nicht selten sind Berufsunfähigkeit und der Verlust der Lebensfreude die verheerenden Folgen.

Ursachen von Schlafstörungen

Doch was ist die tatsächliche Ursache für die Schlafstörung? Der Lärm im Ohr »an sich« ist keine hinreichende Erklärung. Aus den Wissenssätzen ist Ihnen bekannt, dass die Tinnituslautheit bei etwa 10 bis 15 Dezibel über der Hörschwelle liegt. Nachgewiesenermaßen wird das Ohrgeräusch auch nachts nicht lauter. Und dennoch haben viele Menschen das Gefühl, der Tinnitus nehme zu. Dies liegt vor allem daran, dass Alltagsgeräusche, die den Tinnitus bei Tag überdecken, nachts entfallen. Auch die Möglichkeit, sich z. B. durch Arbeit abzulenken, entfällt.

Das EEG (Elektroenzephalogramm), die Messung der Gehirnströme, leistet wertvolle Hilfe bei der Erforschung des Schlafs.

Wissenswertes zum Thema Schlaf

Verständlicherweise stiftet der Tinnitus bei seinem ersten Auftreten sehr viel Unruhe, die zu Schlaflosigkeit führen kann. In rund 95 Prozent der Fälle lassen diese Schlafstörungen im Lauf der ersten drei Monate nach und verschwinden schließlich ganz. Doch es bleibt ein Personenkreis, der weiterhin unter Schlafstörungen leidet. Auch für diese Menschen gilt es, mehr über den »normalen« Schlaf zu erfahren, um sinnvoll handeln zu können. Die Schlafforschung formulierte folgende Kernaussagen:

■ Schlaf findet in verschiedenen Rhythmen statt. Normalerweise werden vier Phasen pro Nacht durchlaufen. Jede dieser Phasen dauert durchschnittlich 90 Minuten.

■ Unterschieden werden können leichter und tiefer Schlaf sowie Traum- und Nicht-Traumphasen. Für den Körper sind die Tiefschlafphasen wichtig.

Zeitverschiebungen, z. B. bei einer Urlaubsreise, stören den Schlafrhythmus. Pro Stunde muss ein Tag Gewöhnungszeit eingeräumt werden.

■ Für die Tiefschlafphasen sind vor allem die Ruhezeit und das entspannte Liegen von Bedeutung. Diese erlauben dem Stoffwechsel, auf »Sparflamme« zu kochen.

■ Die Tiefschlafphasen werden im Wesentlichen schon rasch während des ersten und zweiten Schlafzyklus durchlaufen. Auch bei nur zweistündigem Schlaf wird also die wichtigste Phase nicht ausgespart.

■ Die Nicht-Traumphasen sind auch durch Dösen und Tagträumen bei entspanntem Liegen ersetzbar.

■ Das Schlafbedürfnis reduziert sich im Lauf des Lebens von 18 Stunden beim Säugling bis zu wenigen Stunden im Alter.

■ Alle Schlafzeiten, auch der Mittagsschlaf und das Nickerchen beim Fernsehen, müssen zusammengezählt werden, wenn über den Umfang der Schlafzeiten gesprochen wird.

Dargestellt ist das Schlafprofil einer ganzen Nacht. Deutlich wird, dass der größte Teil des Tiefschlafs bereits in den ersten beiden Phasen durchlaufen wird.

■ Die sicherste Methode, keinen Schlaf zu finden, ist, unbedingt schlafen zu wollen! Einschlafen kann man nur spontan, keinesfalls auf Befehl.

■ Schlafmittel, meist in Form von Betäubungsmitteln eingenommen, oder auch Alkohol stören die Schlafphasen und verringern den Nutzen des Schlafs.

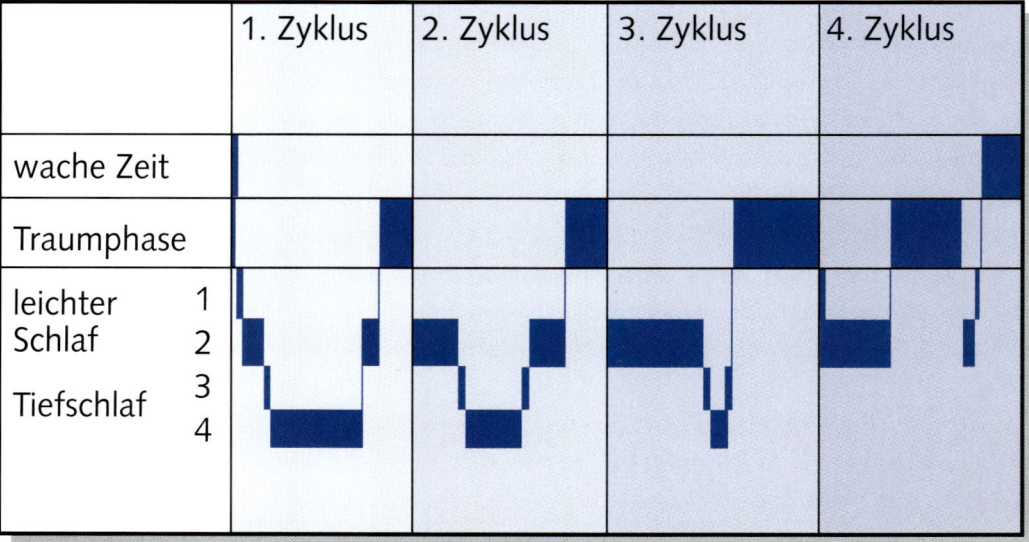

	1. Zyklus	2. Zyklus	3. Zyklus	4. Zyklus
wache Zeit				
Traumphase				
leichter Schlaf 1 2				
Tiefschlaf 3 4				

Aus diesen wissenschaftlichen Erkenntnissen lässt sich ein wichtiger Schluss ziehen: Der Körper kann sehr gut für sich selbst sorgen. Natürlich genießen es viele Menschen, lange schlafen zu können; acht Stunden Schlaf pro Nacht sind aber nicht unbedingt nötig. Je nach individueller Konstitution genügen sechs oder auch nur vier Stunden, denn die wesentlichen Bedürfnisse des Körpers werden schon im ersten, spätestens im zweiten Schlafzyklus befriedigt.

Praktische Einschlafhilfen

Vor diesem Hintergrund ist es ratsam, bei Schlafstörungen nicht gleich zu Medikamenten zu greifen. Konzentrieren Sie sich beim Einschlafen nicht auf den Tinnitus, sondern lenken Sie sich durch Musik, die Sie in den Schlaf wiegt, ab, oder stellen Sie einen Zimmerbrunnen auf, dessen Plätschern den Tinnitus überlagert.

Bemühen Sie auch Ihre Fantasie, und geben Sie dem störenden Geräusch eine positive Bedeutung. Dies gelingt leicht, indem Sie es mit einer angenehmen Situation verbinden, die Sie Ihrer Erinnerung entnehmen oder unter Zuhilfenahme Ihrer Fantasie vor dem geistigen Auge entwickeln.

🔊 Stellen Sie sich das Ohrgeräusch als das Rauschen eines Baches vor. Entwickeln Sie das Bild eines Flusslaufs, der durch einen Bergwald mäandert. Versetzen Sie sich in eine positive Situation, in der Sie durch einen Bergwald wandern, die frische Luft genießen, ihren Körper spüren und den Bach plätschern hören.

🔊 Vielleicht erinnert Sie das Sausen in Ihrem Ohr an sich drehende Windmühlen. Denken Sie an satte, grüne Wiesen, aus denen die weißen Flügel der Windmühlen aufragen. Versetzen Sie sich an diesen Ort. Genießen Sie den Spaziergang durch die herrliche Landschaft, und spüren Sie den Wind, der sanft Ihr Gesicht umschmeichelt.

🔊 Möglicherweise gleicht Ihr Tinnitus aber auch dem Zirpen von Grillen. Können Sie dann das Meer sehen, das in sanften Wellen ans Ufer schlägt, riechen Sie den Duft der Pinienwälder, die die Hitze des Tages bis spät nachts speichern?

Gerade beim Versuch einzuschlafen, ist Nicht-Wahrnehmen nicht möglich. Ähnlich der Rosaroter-Elefant-Übung (→ Seite 49), kann der Tinnitus jedoch durch ein anderes Bild ersetzt werden.

Regeln für den Schlaf

Manche pflanzliche Wirkstoffe haben sich als schlaffördernde Mittel bewährt. Ein Melissen- oder Lavendelbad vor dem Zubettgehen hilft, Schlaf zu finden.

Wenn Ihnen diese – relativ bequem durchzuführenden – Methoden nicht den Einstieg in das Reich des Schlafes verschaffen, sollten Sie die unten aufgeführten Schlafrituale beachten. In manchen Fällen kann es sinnvoll sein, die Rituale gemeinsam mit einem Therapeuten zu konkretisieren. Erörtern Sie diejenigen Punkte, deren Einhaltung Ihnen Probleme bereitet, besprechen Sie Änderungen, und treffen Sie speziell auf Ihre Person abgestimmte Maßnahmen. Entscheidend ist, dass Sie einen Anfang machen, um Ihre Situation zu ändern, und Sie sich dabei – soweit nötig – fachliche Hilfe holen.

Schlafrituale

1. Gestalten Sie Ihren Tag wach: Sowohl vom Mittagsschlaf als auch vom Schlaf vor dem Fernseher ist Abstand zu nehmen.
2. Benutzen Sie Ihr Bett ausschließlich zum Schlafen. Gehen Sie erst dann ins Bett, wenn Sie wirklich müde sind.
3. Beenden Sie den Tag mit zwei bis drei angenehmen Dingen. Gehen Sie z. B. eine Runde spazieren, lesen Sie ein Buch (aber bitte keinen spannenden oder gar ängstigenden Krimi) oder nehmen Sie ein Bad.
4. Meiden Sie Alkohol und Schlafmittel (eigentlich Betäubungsmittel). Ausnahmen bilden die so genannten Neuroleptika und Antidepressiva, soweit sie fachärztlich verordnet wurden. Diese Medikamente machen nicht abhängig.
5. Trinken Sie vier bis sechs Stunden vor der gewünschten Einschlafzeit weder Kaffee noch schwarzen Tee.
6. Wenn Sie nachts aufwachen und nicht mehr einschlafen können, sollten Sie aufstehen und die Zeit sinnvoll nutzen. Lesen Sie, führen Sie eine Entspannungsübung durch, oder hören Sie Musik. Suchen Sie Ihr Bett erst wieder auf, wenn Sie müde sind.
7. Prüfen Sie Ihre tatsächlichen Schlafzeiten. Legen Sie sich dazu ein Blatt Papier neben das Bett, und tragen Sie für jede viertel Stunde der Schlaflosigkeit ein Kreuzchen ein.

Wenn der Schlaf dennoch nicht kommen will

Sollten all diese Methoden Ihnen nicht zu einem normalen Schlaf verhelfen, müssen Sie diejenigen Stellen prüfen, an denen das Schlafritual nicht funktioniert. Für das weitere Vorgehen sind folgende Fragen wichtig:

- Gibt es außer dem Tinnitus noch weitere Faktoren, die Ihnen den Schlaf rauben?
- Wie war die Schlafsituation vor Auftauchen des Tinnitus?
- Was macht den Tinnitus möglicherweise zum Sündenbock für andere Probleme?

In manchen Fällen stellt sich bei Klärung dieser Fragen heraus, dass der Tinnitus nicht als eigentliche Ursache für die Schlaflosigkeit gelten kann. Häufig liegen seelisch unbewältigte Situationen zugrunde, die professionelle Unterstützung notwendig machen (→ Seite 86 bis 93). Durch psychotherapeutische Hilfe werden nicht selten depressive Entwicklungen oder Angsterkrankungen aufgedeckt und die Gründe für das Tinnitusgeschehen geklärt. Tinnitus kann Auslöser für die seelische Situation sein; möglich ist aber auch, dass die seelische Not über den Tinnitus erst »hörbar« wurde.

Tinnitus ist nicht zwangsläufig immer der Grund für Schlafprobleme.

Schlafmittel

Vielen Menschen erscheinen Schlafmittel als praktische und schnelle Lösung ihrer Ein- und Durchschlafprobleme. Doch der Schein trügt. Schlafmittel wirken auf das zentrale Nervensystem und führen einen künstlichen Schlaf herbei, bekämpfen aber nicht die Ursachen der Schlaflosigkeit. Im schlimmsten Fall machen sie sogar süchtig. Schlafmittel können daher nicht als Dauerlösung für Schlafprobleme gelten. Ein verantwortungsvoller Arzt wird starke Medikamente wie Barbiturate und Benzodiazepine höchstens nur für kurze Zeit verschreiben.

Ernährungsratgeber

Damit der Körper alle seine Funktionen erfüllen kann, benötigt er Energie. Diese führen wir ihm mit der Nahrung, die wir tagtäglich aufnehmen, zu. Art und Gehalt der Nahrungsmittel entscheiden in erheblichem Maß über die Effizienz der Körperleistungen. So unterstützt eine ausgewogene Ernährung auch die Arbeit des Ohrs und der mit ihm in Verbindung stehenden Nerven. Offensichtlich wird dadurch, dass gerade auch für den Tinnituspatienten ein vielseitiger Ernährungsplan von immenser Bedeutung ist. Er sollte die Grundbausteine Kohlehydrate, Eiweiß und Fett ebenso enthalten wie ausreichend Vitamine, Mineral- und Ballaststoffe. Nicht minder wichtig ist die schonende Zubereitung der Speisen. Vitamine und Mineralstoffe verflüchtigen sich durch lange Koch- und Garzeiten, gehen aber auch bei tagelanger Lagerung im Kühlschrank verloren.

Der Körper ist auf die Zufuhr von Vitaminen angewiesen. Nur das Vitamin D kann er selbst mit Hilfe des Sonnenlichts produzieren.

Vitamine

Für sämtliche Funktionen des Körpers sind Vitamine unerlässlich. Im Hinblick auf die Funktionsfähigkeit des Ohrs spielen drei Vitamine eine besondere Bedeutung. Die Vitamine A und E nehmen eine wichtige Position beim Stoffwechsel der Sinneszellen, gerade auch im Innenohr, ein. Vitamin B wird bei allen Nervenschädigungen empfohlen.

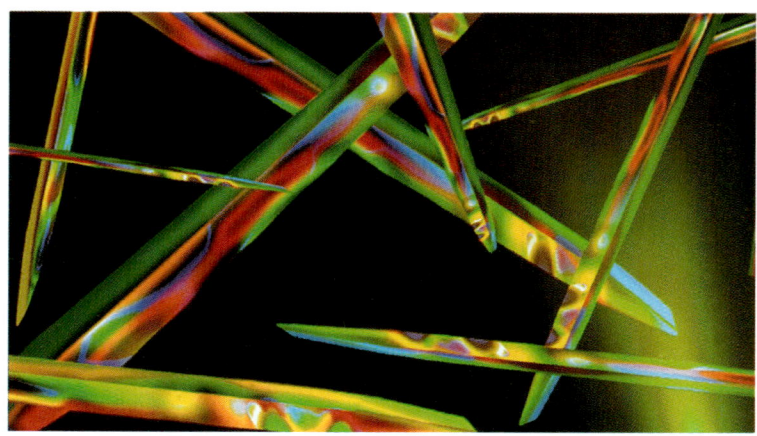

Vitamine sind unerlässlicher Bestandteil unserer Ernährung, denn der Körper kann sie nicht selbst herstellen.

Die ausreichende Versorgung mit Vitaminen können Sie durch Ihre Ernährung erreichen. Obst und Gemüse, möglichst frisch und als Rohkost zubereitet, enthalten alle Vitamine, die der Körper braucht. Vitamin A findet sich z. B. in pflanzlichen Ölen, Grünkohl, Spinat, Käse, Eiern, Butter, Sojaprodukten, weißen Bohnen, Fenchel und Mais. Nüsse, Beeren, Avocados, Wirsing, Eier, Butter und alle pflanzlichen Ölen, vor allem Sonnenblumenöl, Mais und Buchweizen enthalten Vitamin E. Vitamin B liegt in Gerste, Reis, Sojabohnen, Broccoli und Grünkohl vor.

Im Normalfall ist es nicht notwendig, den Vitaminbedarf des Körpers mit Unterstützung von Tabletten zu bestreiten. Frisches Obst und Gemüse sind zuverlässige Vitaminlieferanten.

Natriumarme, kaliumreiche Kost

Salz bindet Flüssigkeit im Körper. Deshalb ist es sinnvoll, bei jeder Erkrankung, die mit einem Übermaß an Körperflüssigkeit in Zusammenhang steht, über den Salzgehalt der Nahrung nachzudenken. Spielen also bei Ihrem Tinnitus Regulationsstörungen der Innenohrflüssigkeit, die so genannten Endolymphschwankungen (→ Seite 96 bis 97), eine Rolle, sollten Sie die Natriumzufuhr reduzieren. Salzen Sie Ihre Speisen nur wenig, und verzichten Sie möglichst auf gesalzene Nüsse, Salzstangen, gepökeltes Fleisch und Ähnliches.

Kalium hingegen schwemmt Flüssigkeit aus dem Körper aus. Es wirkt also den Eigenschaften von Natrium entgegen. Reich an Kalium sind z. B. Kartoffeln, Rosenkohl und Bananen.

Genussgifte

Nikotin, das in der Tabakpflanze enthaltene Alkaloid, wirkt bei einer Dosis von 50 Milligramm tödlich! Auch wenn die in einer Zigarette enthaltenen 0,5 bis 15 Milligramm auf viele kleine, schnell abbaubare Portionen verteilt werden, macht diese Zahl doch die Schädlichkeit des Nikotins eindrücklich deutlich. Der Genuss dieses Giftes kann zur Beeinträchtigung von Herz, Lunge und Gefäßen führen. Es verengt die Blutgefäße und behindert damit auch den Transport wichtiger Nährstoffe. Somit beeinträchtigt es die Gesundung der Organe und wirkt auch der Tinnitusbewältigung entgegen.

Wer mit dem Rauchen aufhören möchte, wendet sich an seinen Arzt. Zahlreiche Therapieformen wie Verhaltenstherapie oder Akupunktur unterstützen bei der Suchtbewältigung.

Alkohol ist ein sehr spezifisches Gleichgewichtsgift. Die durch ihn hervorgerufenen Gleichgewichtsprobleme sind jedem bekannt, der schon einmal mehr getrunken hat, als er verträgt. Nicht ohne Grund verbietet der Gesetzgeber den Alkoholkonsum bei zahlreichen Tätigkeiten, die ein gutes Gleichgewicht erfordern. Wer generell unter Gleichgewichtsproblemen leidet, sollte daher Alkohol wirklich nur in äußerst geringen Maßen trinken.

Kaffee und Tee sind im Prinzip schwache Nervengifte. Sie wirken anregend und tragen dazu bei, dass der Mensch wacher, aber auch angespannter wird. Geringe Mengen Kaffee und Tee können Gleichgewichtsproblemen entgegenwirken, sind aber schädlich, wenn Ihr Tinnitusleiden von hoher Nervosität begleitet wird.

Allergien auslösende Stoffe

Der Körper kann auf diverse Stoffe überempfindlich reagieren. Vielfach rufen Blütenpollen, Hausstaub und Getreidesorten Allergien hervor.

Seitdem immunologische und allergische Faktoren bei der Entstehung der Tinnituserkrankung diskutiert werden, verlängert sich die Liste an eventuell Allergien auslösenden Stoffen zunehmend. Auf ihr findet man mittlerweile Schokolade, Kartoffeln, Orangen, Milch, Tomaten, Kaffee, Fleisch und vieles mehr. Nun ist der Allergiebegriff dehnbar und wird von der Homöopathie anders definiert als von der Schulmedizin.

Aus schulmedizinischer Sicht tragen Allergien nur selten die Verantwortung für die Entstehung eines Tinnitus. Muss man eine Allergie vermuten, ist es notwendig, die verursachende Komponente herauszufinden. Sie kann beispielsweise mit einer so genannten Auslassdiät ermittelt werden. Dazu werden dem Patienten nach ein paar Fastentagen nach und nach zusammen mit unverdächtigen Flüssigkeiten die Bestandteile seiner normalen Nahrung hinzugefügt. So lässt sich beobachten und kontrollieren, ob einer der Stoffe die Krankheit verschlimmert. Die Ernährung muss dann den Ergebnissen entsprechend umgestellt werden. Eine solche Diät sollte unbedingt nur unter ärztlicher Kontrolle durchgeführt werden, denn aufgrund der einseitigen Ernährung (Mangel an Eiweißen oder Vitaminen) kann es zu unerwünschten Nebenwirkungen kommen.

Musik- und Klangtherapie

Die Heilung mit Musik hat sich bei zahlreichen Erkrankungen bewährt, wie psychosomatischen oder zerebralen Störungen. Hier geht es in erster Linie um einen spannungslösenden und kontaktbildenden Effekt, in dessen Folge auch eine Linderung der Beschwerden steht.

Musik- und Klangtherapie wird auch erfolgreich bei Ohrgeräuschen eingesetzt. Über die Entspannung hinaus, erweitert der Tinnituspatient sein Hörerleben um eine vielfältige Palette von Tönen, denn durch aktives oder passives Musizieren trainiert er sein Gehör für die Erkennung und Differenzierung feinster Tonnuancen. Angenehme Musik, die gern gehört wird, kann also durchaus eine wichtige Hilfe darstellen, um die Welt des Hörens über den Tinnitus hinaus zu vergrößern.

Klassische Musik, etwa von Mozart oder Bach, eignet sich besonders gut. Hören Sie aber auf jeden Fall die Musik, die Ihnen gefällt. Eine Musiktherapie mit unangenehm empfundenen Stücken kann nicht zum Erfolg führen. Deshalb erfüllen auch Volksmusik, Jazz oder Popmusik ihren Zweck, vorausgesetzt sie erklingen in angemessener Lautstärke. Riskieren Sie keinen neuen Hörschaden, indem Sie zu laute Musik hören.

Führen Sie die folgende Übung mindestens dreimal täglich durch.

Setzen Sie sich in einen bequemen Sessel oder auf eine Couch, und hören Sie die von Ihnen bevorzugte Musik über einen Kopfhörer. Versuchen Sie, sich zu entspannen.

Konzentrieren Sie sich zehn bis zwanzig Minuten lang intensiv auf die Musik.

Nach wenigen Tagen versuchen Sie, gezielt bestimmte Instrumente aus der Musik herauszuhören. Das kann das Klavier sein, die Streichinstrumente oder eine Oboe, aber genauso gut eine Zither, eine E-Gitarre oder ein Schlagzeug.

Schritt für Schritt erhören Sie so die Vielfalt des gesamten akustischen Systems und bauen aktiv Filter auf. Das Tinnituserleben tritt damit in den Hintergrund.

Die Übung der Musik- und Klangtherapie wirkt nicht, wenn Sie die Musik einfach nur im Nebenraum laufen lassen. Wichtig ist es, sich auf die Klänge zu konzentrieren.

Tinnicur

Durch Übungen mit dem Tinnicur können Sie lernen, ein als störend empfundenes Geräusch – nämlich Ihren Tinnitus – aus Ihrer Wahrnehmung zu verdrängen.

Eine spezielle Form der Klangtherapie ist die Verfremdung der Musik mit dem so genannten Tinnicur. Dieses Gerät verzerrt die Töne einer bestimmten Frequenz und erzeugt immer dann, wenn in Musikstücken die Tinnitusfrequenz auftaucht, ein Störgeräusch in der Tonhöhe des Tinnitus. Mit Hilfe dieses Geräts soll Ihr unbewusstes Hören die störenden Geräusche und damit auch den Tinnitus, aus der Wahrnehmung ausblenden.

Einen ähnlichen Effekt erzielen Sie, wenn Sie auf die Geräusche achten, die eine regelmäßig verkehrende Straßenbahn verursacht. Nach einer gewissen Zeit nehmen Sie das immer wieder auftretende Geräusche nicht mehr wahr und fühlen sich durch den Lärm nicht mehr gestört. Sie haben sich an ihn gewöhnt.

Das Ohrgeräusch aus der Wahrnehmung verdrängen

Nach dem gleichen Prinzip funktioniert die Übung mit dem Tinnicur. Innerhalb von vier bis sechs Wochen hören Sie das Verfremdungsgeräusch nicht mehr. Auf die gleiche Weise lernen Sie, den Tinnitus selbst zu überhören. Notwendige Voraussetzungen für die Durchführung dieser Übung sind:

- Sie benötigen den Tinnicur.
- Sie müssen die Tinnitusfrequenz kennen oder von einem Fachmann bestimmen lassen.
- Sie müssen Musik hören, die Ihnen gefällt.
- Der Verzerrungseffekt muss als störend empfunden werden, damit das hörverarbeitende System Grund hat, dieses Geräusch aus der Wahrnehmung zu drängen.
- Sie dürfen nicht bewusst auf die Verzerrungen warten, sondern müssen sich auf die Musik konzentrieren. Andernfalls fixieren Sie sich auf die Tinnitusfrequenz.

Gegenüber der beschriebenen Musiktherapie verbessert der Gebrauch des Tinnicur die Lernbedingungen, denn Sie arbeiten mit einem speziellen Gerät, das qualitativ bessere Effekte hervorruft. Außerdem geben Sie mit dieser Methode den natürlichen, aber unbewussten Gewöhnungseffekten eine Chance.

Entspannungstechniken

Eine wichtige Hilfe bei jedem Tinnitusleiden ist die Fähigkeit, sich zu entspannen. Der Teufelskreis zwischen Tinnitus und Tinnitusleiden kostet wertvolle Energie, die sich in Entspannungsphasen regenerieren kann und Kraft bzw. Konzentrationsfähigkeit steigert. Die bekanntesten Entspannungstechniken sind das autogene Training und die Progressive Muskelrelaxation nach Jacobson.

Das autogene Training (AT)

Der Berliner Nervenarzt Johannes Heinrich Schultz entwickelte 1920 das autogene Training, basierend auf den Erfahrungen der Hypnose. Doch sollen bei diesem Verfahren autosuggestive Übungen zu Ruhe und Entspannung führen. Diese Art Selbstbeeinflussung zielt auf die Beherrschung der Körperfunktionen wie Muskelarbeit, Atmung oder Herzschlag und hat positive Wirkung auf Psyche und Allgemeinbefinden.

Das Autogene Training wird in eine Unter- und eine Oberstufe unterteilt. In der Unterstufe arbeitet man mit den Begriffen und Gefühlen von Wärme und Schwere. Diese können nacheinander auf die Arme, das »Sonnengeflecht« (Solar plexus im Bauch), das Herz, den Atem und die Stirn angewandt werden und dabei eine Entspannung des ganzen Körpers bewirken. Durch so genannte »formelhafte Vorsätze« werden die Übungen erweitert. Diese lauten z. B.: »Ich werde ganz gelassen«, »Kraft und Ruhe tritt ein«. Andere, immer positiv zu formulierende Wünsche können hinzukommen. In der Oberstufe unternimmt man Fantasiereisen, etwa an einen Ort der Stille, der Ruhe, der Kraft, der Geborgenheit usw., zur »assoziativen Selbstschau«.

Wer an Tinnitus leidet, empfindet das autogene Training häufig als schwer erlernbar. Denn gerade in einer ruhigen Umgebung hört man das Ohrgeräusch meist lauter als üblich und fühlt sich dem Ton ausgeliefert. Probieren Sie es trotzdem! Als Hilfsmittel sprechen Sie sich am besten den Satz vor: »Alle Geräusche verstärken meine Ruhe«.

Nicht jeder spricht in gleicher Weise auf die diversen Entspannungstechniken an. Probieren Sie verschiedene Techniken aus, und wählen sie diejenige, die ihnen persönlich am besten zusagt.

Die Formeln des autogenen Trainings sollten nicht nur kurz, knapp und positiv sein, sondern auch immer gleich formuliert werden.

Die Übungen des autogenen Trainings lassen sich auch während der Mittagspause im Büro durchführen, denn sie sind unabhängig von der Umgebung.

Grundhaltungen

Je nachdem, wie es Ihrer körperlichen Verfassung und Ihren persönlichen Präferenzen entspricht, üben Sie das autogene Training im Liegen oder im Sitzen. Für die Durchführung können Sie sich zwischen verschiedenen Grundhaltungen entscheiden.

Möchten Sie die Übungen im Sitzen ausführen, bieten sich folgende Möglichkeiten an:

👌 Setzen Sie sich in einen bequemen Stuhl mit Armlehne, und rutschen Sie auf dem Sitz ganz nach hinten. Richten Sie sich auf, und lehnen Sie sich zurück.

👌 Die Beine sind nicht im rechten Winkel angeordnet, sondern nehmen eine entspannte Stellung ein, bei der die Fußsohlen den Boden berühren.

👌 Legen Sie die Arme auf die Stuhllehnen, oder stützen Sie sie auf Ihre Oberschenkel.

👌 Schließen Sie die Augen.

Droschkenkutschersitz

👌 Setzen Sie sich auf einen Stuhl ohne Armlehne, und zwar auf die vordere Hälfte des Sitzes. Stellen Sie die Beine hüftbreit nebeneinander, und winkeln Sie dabei die Unterschenkel im rechten Winkel an.

👌 Stützen Sie sich mit den Ellbogen auf den Knien ab.

👌 Lassen Sie den Kopf entspannt nach vorne fallen.

👌 Schließen Sie die Augen.

Können Sie sich im Liegen am besten entspannen, so wählen Sie diese Position:

👌 Legen Sie sich bequem auf den Rücken.

👌 Strecken Sie die Beine aus, und stützen Sie bei Bedarf Nacken und Knie mit einem Kissen.

👌 Die Beine fallen locker nach außen.

👌 Die Arme liegen seitlich neben dem Körper, die Handflächen zeigen nach unten.

👌 Richten Sie den Blick zur Decke, und schließen Sie nun entspannt Ihre Augen.

Autogenes Training für Einsteiger

Wenn Sie die nachfolgende Anleitung gelesen haben, nehmen Sie den Text auf Band auf. Sprechen Sie dabei ruhig und langsam, und fügen Sie ausreichende Pausen ein. Hören Sie das Band während der Übung ab.

🔆 Legen Sie sich auf eine weiche Unterlage, oder setzen Sie sich in einen bequemen Sessel. Nehmen Sie sich Zeit, und atmen Sie tief ein und aus.

🔆 Wiederholen Sie vor jeder Übung bis zu dreimal folgende Sätze:

Ich bin ganz ruhig.

Gedanken kommen und gehen.

Alle Geräusche verstärken meine Ruhe.

🔆 Wiederholen Sie nun sechsmal:

Meine Arme sind ganz schwer.

Ich bin ganz ruhig.

Gedanken kommen und gehen.

Alle Geräusche verstärken meine Ruhe.

Ich bin ganz ruhig.

🔆 Sagen Sie bis zu sechsmal:

Meine Arme sind ganz warm.

Ich bin ganz ruhig.

🔆 Wiederholen Sie nun bis zu sechsmal:

Mein Puls schlägt kräftig und ruhig.

Ich bin ganz ruhig.

Gedanken kommen und gehen.

Alle Geräusche verstärken meine Ruhe.

Ich bin ganz ruhig.

🔆 Sagen Sie nun bis zu sechsmal:

Die Atmung ist ganz ruhig.

Es atmet mich.

Ich bin ganz ruhig.

🔆 Wiederholen Sie bis zu sechsmal:

Mein Bauch wird ganz warm,

strömend warm.

Ich bin ganz ruhig.

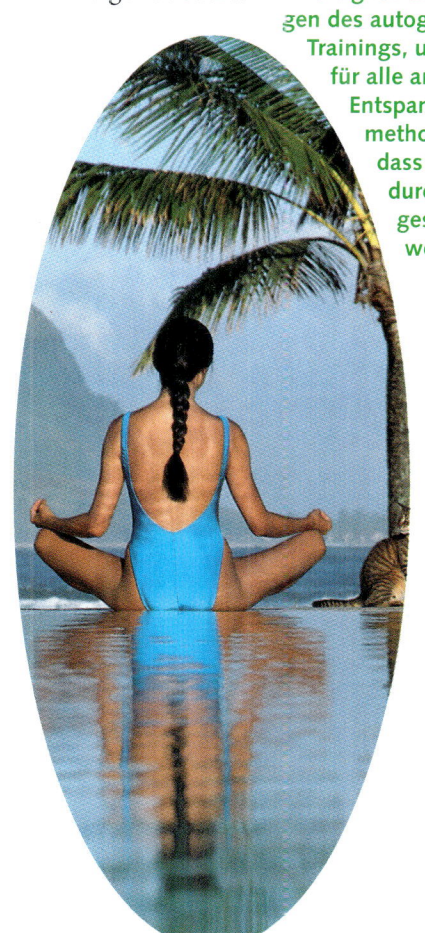

Wichtig für die Übungen des autogenen Trainings, und auch für alle anderen Entspannungsmethoden, ist, dass Sie nicht durch Lärm gestört werden.

Nicht jedes Entspannungsverfahren eignet sich für jedermann. Manchen Menschen gelingt es leichter, über die Muskelan- und -entspannung körperliche und geistige Ruhe zu finden als mit dem autogenen Training.

👆 Wiederholen Sie bis zu sechsmal:

Meine Stirn ist angenehm kühl.

Ich bin ganz ruhig.

Gedanken kommen und gehen.

Alle Geräusche verstärken meine Ruhe.

Ich bin ganz ruhig.

👆 Bleiben Sie so lange in diesem Zustand, wie es Ihnen angenehm ist. Vielleicht fügen Sie in diesem Moment der Entspannung noch einen Wunsch an den Tag hinzu.

👆 Wenn Sie das autogene Training beenden möchten, spannen Sie die Arme fest an, atmen tief ein und aus, öffnen die Augen und spannen wiederholt die Muskulatur fest an.

👆 Sagen Sie zum Abschluss: »Dankbar für die heute erreichte Entspannung gehe ich frisch in den Tag.«

Die Progressive Muskelrelaxation nach Jacobson (PMR)

Der aus Schweden stammende Arzt Edmund Jacobson emigrierte Anfang des 20. Jahrhunderts in die Vereinigten Staaten.

Dieses Entspannungsverfahren, das der Arzt und Physiologe Edmund Jacobson entwickelte, versucht über die Muskeln in die Psyche des Menschen zu dringen. Bei seinen Studien hatte Jacobson beobachtet, dass durch Anspannen und plötzliches Lösen einzelner Muskelgruppen neben der physischen Lockerung auch die psychische Entspannung eintritt. Körper und Psyche bilden also offensichtlich eine untrennbare Einheit, die bewirkt, dass Muskelanspannung auch die Verkrampfung der Seele mit sich bringen kann und im umgekehrten Fall die Entkrampfung des Körpers die Seele lockert.

Auf dieser Erkenntnis aufbauend, erarbeitete Jacobson das Verfahren der Progressiven Muskelrelaxation und lehrte es an der Harvard University in den Vereinigten Staaten. Die Therapie basiert darauf, dass im Verlauf bestimmter Übungen die Muskelgruppen einzelner Körperpartien angespannt und dann wieder entspannt werden. Die muskuläre Entspannung wirkt sich positiv auf den gesamten Körper aus, beruhigt die Seele und erhöht die Lebensfreude.

Menschen, die neben Ohrgeräuschen auch unter Druck im Ohr leiden, bringt Progressive Muskelrelaxation oft eine deutliche Druckentlastung. In diesen Fällen sollten die Phasen der Anspannung und des Loslassens gedanklich bis in die Ohren hinein weitergeführt werden.

Wirkungsvoll entspannen

Damit die Progressive Muskelrelaxation optimal wirken kann, ist es notwendig, die Übungen regelmäßig durchzuführen. Das gilt insbesondere für die Anfangsphase dieses Entspannungsverfahrens. Denn Muskeln können zwar trainiert werden, benötigen aber Zeit, um zu lernen. Ist der Muskel »im Training«, gelingt es ihm, sich in kurzer Zeit zu entspannen.

Sie können Ihre Übungsergebnisse optimieren, wenn Sie folgende Regeln beherzigen:

Im Buchhandel finden Sie zahlreiche gute Bücher, CDs und Tonkassetten mit Übungen zur Progressiven Muskelrelaxation.

- Planen Sie feste Zeiten für Ihr Übungsprogramm ein.
- Üben Sie regelmäßig; zu Beginn Ihres Trainings mindestens jeden zweiten Tag.
- Wählen Sie für Ihre Übungen einen ruhigen, angenehmen Ort, an dem Sie ungestört sind.
- Führen Sie die Übungen nach Möglichkeit immer an dem einmal gewählten Ort aus.
- Falls Sie die Übungen im Liegen ausführen möchten, verwenden Sie eine weiche Unterlage.
- Behalten Sie ein Übungsschema für längere Zeit bei.

Die Übungen beginnen in der Regel bei der dominanten Hand und dem Unterarm. Man konzentriert sich zunächst auf die Muskelgruppe und spannt diese dann langsam und kontinuierlich an. Mit maximaler Kraft wird die Spannung fünf bis sieben Sekunden lang gehalten. Danach wird die Muskelgruppe wieder gelockert und entspannt.

Es folgen der dominante Oberarm und der andere Arm. Über die Stirn-Wangen-Partie, die Nacken-, Hals-, Brust-, und Bauchmuskulatur geht die Reise zu den Oberschenkeln und endet schließlich beim nicht dominanten Fuß.

Progressive Muskelrelaxation für Einsteiger

Eine richtige Atmung ist von immenser Bedeutung für den Erfolg der Muskelentspannung: Versuchen Sie, in den Bauch einzuatmen.

Um Ihnen die Wirkungsweise der Progressiven Muskelrelaxation zu verdeutlichen, haben wir eine kleine Übungsfolge zum Ausprobieren zusammengestellt. Testen Sie, ob dieses Entspannungsverfahren das Richtige für Sie ist.

Führen Sie die folgende Übung in einem Zimmer mit angenehmer Atmosphäre durch, und planen Sie etwa 20 Minuten ein.

👉 Legen Sie sich auf den gut gewärmten Boden, oder setzen Sie sich in einen bequemen Sessel.

👉 Schließen Sie die Augen, und lassen Sie Ihren Körper locker und angenehm schwer werden.

👉 Spannen Sie nun beide Fäuste an, und halten Sie die Spannung zehn Sekunden lang (dazu langsam von 21 bis 30 zählen; verfahren Sie so bei allen Übungen).

Lassen Sie die Spannung los, und achten Sie auch während des Entspannens auf das Gefühl in beiden Fäusten.

Atmen Sie tief ein und aus.

👉 Spannen Sie nun beide Arme kräftig an, und halten Sie die Spannung für zehn Sekunden.

Spüren Sie die Anspannung, und lassen Sie dann los.

Achten Sie auf das sich ausbreitende Gefühl in den Armen.

Atmen Sie tief aus und ein.

👉 Spannen Sie alle Muskeln des Gesichts kräftig an.

Verziehen Sie Ihr Gesicht für ungefähr zehn Sekunden zu einer Grimasse.

Spüren Sie die Anspannung, dann lassen Sie los.

Achten Sie auf die sich ausbreitende Wärme in Ihrem Gesicht.

Atmen Sie tief aus und ein.

👉 Spannen Sie nun die Schultern kräftig an.

Drücken Sie die Schultern nach hinten gegen den Boden oder gegen den Stuhl, und halten Sie die Spannung für etwa zehn Sekunden an.

Spüren Sie die Anspannung, und lassen Sie dann los.

Achten Sie auf das sich ausbreitende Gefühl im Nacken.

Atmen Sie tief aus und ein.

🔆 Kneifen Sie kräftig beide Pobacken zusammen.

Drücken Sie dabei auch die Bauchmuskulatur fest zusammen.

Halten Sie die Spannung zehn Sekunden an.

Spüren Sie die Anspannung, und lassen Sie dann los.

Achten Sie auf das sich ausbreitende Gefühl im Unterleib.

Atmen Sie tief aus und ein.

🔆 Spannen Sie nun beide Oberschenkel, die Unterschenkel und die Füße fest an.

Ziehen Sie die Füße nach oben in Richtung Oberkörper.

Halten Sie die Spannung für etwa zehn Sekunden.

Spüren Sie die Anspannung; lassen Sie dann los.

Achten Sie auf das sich ausbreitende Gefühl in den Beinen.

Atmen Sie tief aus und ein.

🔆 Vertiefen Sie die sich ausbreitende Entspannung mit jedem Atemzug. Genießen Sie die Entspannung.

🔆 Wenn Sie die Entspannung beenden wollen, strecken Sie die Arme weit von sich.

Drücken Sie die Arme kräftig an den Körper.

Atmen Sie tief aus und ein.

Schütteln Sie sich etwa drei- bis viermal locker aus.

Entspannt und gekräftigt können Sie nun in den Alltag und zu dessen Anforderungen zurückkehren.

Achten Sie bei allen Übungen darauf, dass die Muskelspannung wirklich gelöst wird.

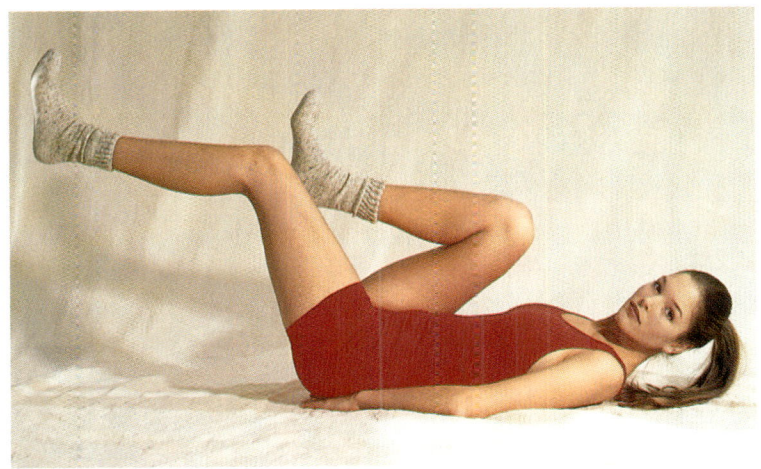

Versuchen Sie, das Gefühl der Entspannung ganz bewusst wahrzunehmen.

Körperübungen

Wer an Tinnitus leidet, erlebt sich und seinen Körper oft nur noch im Kopf. Im Extremfall beherrscht das Ohrgeräusch die gesamte Aufmerksamkeit und das Denken des Betroffenen. Dann ist es wichtig, die Wahrnehmung vom »Kopf wieder auf die Füße zu stellen«. Doch nichts ist subjektiver als die Wahrnehmung.

Schauen Sie bitte einmal von Ihrem Buch auf, und achten Sie nun auf den nächstgelegenen Türrahmen. Betrachten Sie ihn zuerst nur mit dem rechten, dann nur mit dem linken Auge.

Wahrscheinlich haben Sie beim Augenwechsel einen Sprung bemerkt, obwohl sich die Tür natürlich immer noch genau an derselben Stellen befindet. Treten Sie nun näher an die Tür heran, so wirkt sie größer, als sie ist.

Während Sie Ihre Aufmerksamkeit auf die Tür gelenkt haben und ein paar Schritte in ihre Richtung gegangen sind, haben Sie wahrscheinlich Ihre Beine nicht bemerkt. Sie sind – ohne groß darüber nachzudenken – losgegangen. Erst jetzt, nachdem Sie durch diese Zeilen aufmerksam geworden sind, spüren Sie Ihre Beine und Füße. Vielleicht sind Sie aber auch vor lauter Lesen und Gehen an etwas gestoßen. Dann ist der Fuß deutlich in Ihre Wahrnehmung gelangt – wenn auch schmerzhaft.

Wahrnehmung ist beeinflussbar

Diese wenigen Beispiele, die sich beliebig auch für andere Sinneseindrücke erweitern lassen, zeigen:

- Jeder Mensch erlebt seine eigene Wirklichkeit, auch wenn die Außenwelt für alle gleich ist.
- Jede Wahrnehmung ist an Körpererfahrung gebunden.
- Jede Wahrnehmung ist durch den Körper beeinflussbar.

Dies gilt ebenso für die Hörwahrnehmung. Körpereinflüsse können nahezu jeden Tinnituseindruck verändern:

💡 Beißen Sie mindestens eine Minute lang Ihre Zähne fest zusammen. Schauen Sie in dieser Zeit nicht in dieses Buch, und lesen Sie frühestens nach einer Minute die folgenden Zeilen.

Bei den meisten Menschen, die von Tinnitus betroffen sind, verstärkt sich während dieser Übung das Tinnituserleben, oft verändert sich der Ton zu einem Rauschen. Danach lässt die Tinnitusverstärkung wieder nach.

Führen Sie die folgende Übung erst aus, wenn Sie die Anleitung gelesen haben.

Nehmen Sie eine bequeme Position ein.

Bewegen Sie zwei Minuten lang Ihren rechten Zeh.

Achten Sie darauf, dass nur der rechte Zeh bewegt wird und keinesfalls alle Zehen des rechten Fußes.

Wenn dies nicht vollständig gelingt, konzentrieren Sie sich noch stärker darauf, nur den rechten Zeh zu bewegen.

Lesen Sie anschließend weiter.

Meistens führt die Konzentration auf diese Übung dazu, dass das Tinnituserleben in den Hintergrund tritt. Auf jeden Fall aber verändert sich der Tinnituseindruck.

Körperübungen dienen nicht dem Leistungsbeweis. Werden einzelne Übungen als unangenehm oder schmerzhaft empfunden, sollten sie abgebrochen werden.

Die Aufmerksamkeit lenken

Durch die Konzentration der Aufmerksamkeit auf den Körper kann sich also das Tinnituserleben wandeln. Ähnliches gilt auch für »Normalhörende«, die nicht an Tinnitus leiden. Bei allen Menschen wird der Höreindruck durch andere Tätigkeiten beeinflusst. Wenn z. B. jemand konzentriert schreibt, hört er das Vogelgezwitscher leiser als beim Spaziergang durch den Wald. Wer an einem Bach entlangjoggt, seinen Atem beobachtet und die Bewegung seiner Beine kontrolliert, wird das Rauschen des Wassers kaum hören und die Gespräche von Radfahrern und Passanten nur am Rande wahrnehmen.

Der bewusste Gebrauch des Körpers und die Kontrolle seiner Bewegung können auch dabei helfen, den Tinnitus zu bewältigen. Gesteigerte Wirkung auf die Hörverarbeitung haben Körperübungen, denen die Verflechtung der verschiedenen Sinne gelingt. Dazu gehören beispielsweise die Feldenkrais-Methode (→ Seite 76 bis 77), die chinesischen Tai-Chi-Übungen (→ Seite 77 bis 80) oder die Alexander-Technik (→ Seite 80).

Die Feldenkrais-Methode

Unsere Bewegungen werden häufig durch Erfahrungen bestimmt.

Der Physiker und Neurophysiologe Moshé Feldenkrais (1904–1984) war nach einer Knieverletzung in seinen Bewegungsabläufen eingeschränkt. Daraufhin entwickelte er die nach ihm benannte Methode, die durch Körpererfahrung zu mehr Körperbewusstsein führen kann. Die Feldenkrais-Methode ist ein Lernen besonderer Art. Sie macht eingefahrene Bewegungen bewusst und lässt den Lernenden neue Möglichkeiten und Handlungsmuster entdecken.

Ganz einfach lässt sich dies mit Hilfe der folgenden, leicht durchführbaren Übung verdeutlichen:

💡 Verschränken Sie Ihre Arme vor der Brust. Überprüfen Sie nun, welcher Arm an der Brust anliegt, welche Hand auf einem Arm ruht, welche unter den Arm geschoben wird.

💡 Lösen Sie nun Ihre Haltung, und verschränken Sie die Arme so, dass der Arm, der zuvor an der Brust anlag, nach vorne tritt; die Hand, die auf dem Arm ruhte, wird unter den Arm geschoben und umgekehrt.

💡 Wiederholen Sie diese Armstellungen einige Male, und fühlen Sie, wie es Ihnen dabei geht.

Es kann zu einem vergnüglichen Spiel werden, eigene Körperbewegungen mit denen des Partners oder von Freunden zu vergleichen.

Mit ziemlicher Sicherheit werden Sie bei dieser Übung feststellen, dass die erste Methode, Ihre Arme zu verschränken, die von Ihnen bevorzugte ist. Weniger üblich und meist auch mit einem zunächst unsicheren, unnatürlichen Gefühl verbunden, ist die zweite Möglichkeit. Diese haben Sie nun durch bewusstes Beobachten für sich entdeckt.

Freiheit zur Wahl

Ähnlich wie das Verschränken der Arme führen wir viele Bewegungen immer auf dieselbe Art und Weise aus, ohne uns darüber Gedanken zu machen, ob auch andere Möglichkeiten des Handelns zur Verfügung stehen.

Die Feldenkrais-Methode gibt dem Praktizierenden Gelegenheit, alte Muster zu überdenken und neue Wege zu finden. Die Erfahrung, dass für nahezu jede eingefahrene Bewegung eine Alternative zur Verfügung steht, verleiht die Sicherheit, dass auch in anderen Lebensbereichen die Freiheit zur Wahl besteht.

Viele Übungen zeigen, was durch geistige Aktionen körperlich möglich ist. Dabei sind weder gymnastische noch sportliche Leistungen erforderlich. Im Gegenteil, es betrifft die kleinen, sanften Bewegungen und ihre minimalen Unterschiede. Feldenkrais hat dies in seinen beiden Büchern »Die Entdeckung des Selbstverständlichen« und »Bewusstheit durch Bewegung« verdeutlicht.

Gerade wenn Sie unter einem besonders ausgeprägten Tinnitus oder auch unter Schwindel und Unsicherheit leiden, sind die Feldenkrais-Übungen hervorragend geeignet.

Tai Chi

Auf Platz eins der »Hitliste der Therapieerfolge« der Deutschen Tinnitus-Liga findet sich unangefochten die chinesische Bewegungslehre Tai Chi. Sie ist auch ohne fernöstlichen Hintergrund zur Förderung der bewussten Wahrnehmung von Körpergefühlen und Sinnesreizen bestens geeignet.

Tai Chi ist die chinesische Lehre von der Bewegung. Mit ihrer Hilfe lässt sich – auch ohne fernöstlichen Hintergrund – die Balance zwischen Körper und Geist wiederherstellen.

Tai Chi arbeitet mit ausgesprochen langsamen, meditativen Bewegungen und ermöglicht in der Bewegung ein Wieder- oder Neufinden der Körperbalance. Weiterhin vermittelt es den Praktizierenden das Gefühl, dass Körper, Seele und Geist zusammengehören und eine harmonische Einheit bilden. Viele Menschen lernen mit Tai Chi, sich selbst und ihren Körper anzunehmen.

Tai Chi bedarf zumindest am Anfang einer professionellen Anleitung. Meist erfolgt sie in Gruppen, wodurch leicht Kontakte zu anderen entstehen.

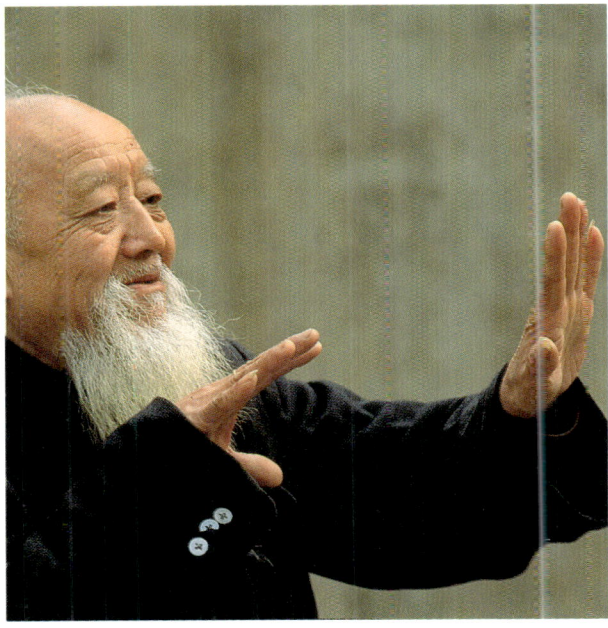

Tai Chi – ein Kampfsport

Die Ursprünge des Tai Chi gehen der Legende zufolge auf den taoistischen Mönch Zhang San (13. Jahrhundert) zurück. Historisch gesichert ist, dass Tai Chi eine der zahlreichen in China praktizierten Kampftechniken war. Sie wurde ausschließlich in der Familie Cheng von Generation zu Generation weitergegeben. Erst im 19. Jahrhundert wurden auch Fremde in diese Kampfkunst eingeweiht. Schließlich haben sich unterschiedliche Stile entwickelt, deren ursprünglicher Zweck der Verteidigung und des Angriffs im Lauf des 20. Jahrhunderts von meditativen und gesundheitlichen Erfordernissen überlagert wurde.

Das in der Chinesischen Heilkunst immer wieder auftauchende Wort »chi« bedeutet soviel wie Lebensenergie. Dabei handelt es sich um das Potential an Lebenskraft, das der Mensch vom Beginn seines Daseins in sich trägt, das aber oft in seinem Fluss behindert wird. Sinn der aus diesem geistesgeschichtlichen Kreis stammenden Heilmethoden wie auch der Körperübungen ist es, diese brachliegende Energie wieder zum Fließen zu bringen und damit die Lebensfreude zu steigern.

Die richtigen Bedingungen schaffen

Beispielsweise in Volkshochschulen und städtischen Gesundheitszentren werden Kurse in Tai Chi angeboten.

Wenn Sie sich nun für die Durchführung einer Tai-Chi-Übung entschließen, beachten Sie bitte Folgendes:

■ Tai Chi übt man am besten im Freien, allerdings nicht bei Regen und großer Kälte.

■ Ein geräumiges Zimmer kommt als Übungsort ebenfalls in Frage. Ihre Bewegungen dürfen allerdings nicht durch Gegenstände beeinträchtigt werden. Öffnen Sie die Fenster, und lassen Sie frische Luft herein.

■ Wählen Sie bequeme Kleidung. Verzichten Sie auf Schuhe, denn nur so können Sie den Boden spüren.

■ Nehmen Sie sich ausreichend Zeit für die Übungen. Beenden Sie Tätigkeiten, die Ihrem Training vorausgehen, damit Ihre Gedanken nicht abschweifen.

■ Veranschlagen Sie rund 20 Minuten für die Übungen.

Tai Chi für Einsteiger

Um sich eine Vorstellung von Tai-Chi-Übungen machen zu können, versuchen Sie am besten die Grundhaltung:

👉 Stellen Sie sich bequem hin, die Beine sind schulterbreit gespreizt. Verteilen Sie das Körpergewicht gleichmäßig.

👉 Schließen Sie die Augen, und schwingen Sie mit immer kleiner werdenden Bewegungen hin und her, bis Sie Ihre Körpermitte gefunden haben.

👉 Die Füße stehen nun fest auf dem Boden, so als seien sie mit der Erde verwurzelt. Die Knie sind leicht gebeugt und etwas nach außen gedreht. Das Becken ist entspannt, der Damm wird leicht nach unten gezogen, die Wirbelsäule ist nach oben und unten gedehnt, also aufgerichtet. Der Bauch fühlt sich »voll« an, die Brust ist dagegen »leer«.

👉 Breiten Sie die Schultern zur Seite hin aus, unter den Achseln bleibt etwas Platz, die Arme hängen locker an den Seiten herunter. Der Kopf ist aufgerichtet, die Augen sind leicht geschlossen. Versuchen Sie mit viel Wohlwollen und Aufmerksamkeit nach innen zu schauen.

Diese sehr natürliche Grundhaltung des Tai Chi ist oft an kleinen Kindern zu beobachten, verliert sich aber im Lauf des Erwachsenwerdens.

Die Aufmerksamkeit konzentrieren

Versuchen Sie eine weitere Übung:

👉 Schließen Sie die Augen, fühlen Sie den Körper von den Füßen bis zum Kopf, und achten Sie »mit dem ganzen Körper« auf alle Geräusche, die Sie umgeben: z. B. den Atem des Nachbarn, die Heizung, die Vogelstimmen, Fahrgeräusche der Autos.

👉 Wählen Sie nun eines dieser Geräusch aus, und konzentrieren Sie sich darauf.

👉 Verlassen Sie nun dieses Geräusch, und wählen Sie ein anderes aus, auf dem nun Ihre Aufmerksamkeit ruht.

👉 Wiederholen Sie diese Übung, solange sie Ihnen angenehm ist.

👉 Wenn Sie die Übung beenden wollen, lösen Sie sich langsam aus der Grundhaltung, nehmen wieder Kontakt zur Außenwelt auf, öffnen die Augen und atmen kräftig durch.

Lassen Sie sich von den Eindrücken in den Alltag begleiten.

Führen Sie die Übungen nie länger aus, als Ihnen angenehm ist. Gerade am Anfang geschieht es, dass die Beine zu zittern beginnen. In diesem Fall beenden Sie die Übung ohne Hektik in der vorgegebenen Weise.

Die Alexander-Technik

Eine weitere Methode zur Körperwahrnehmung und -schulung ist die von F. M. Alexander entwickelte Technik. Sie basiert auf der Beobachtung, dass viele Bewegungsabläufe falsch gelernt werden. Falsch, weil sie vom natürlichen Verhalten – jenseits von Sitzgelegenheiten wie Stühlen und anderen zivilisatorischen Errungenschaften – abweichen. Durch normale (Gymnastik-)Übungen werden die aus diesen Bewegungsmustern resultierenden Schäden aber nicht behoben, sondern verstärkt. Deshalb ist es vorrangig, diese falschen Gewohnheiten erst einmal zu unterlassen. Dies nannte Alexander »primäre Kontrolle«. Ziel ist es schließlich, den Körper neu zu erfahren und die Körperwahrnehmung bewusster zu gestalten.

Der englische Autor Aldous Huxley überwand einen Zustand extrem schlechter körperlicher Verfassung mit Hilfe der Alexander-Technik.

Diese Methode bewährt sich speziell bei Kopf-, Nacken- und Rückenschmerzen sowie bei den Folgen von Gelenkproblemen und inneren Krankheiten. Sie verbessert nicht nur die körperliche, sondern die gesamte Haltung des Menschen.

Übungen zum richtigen Sitzen und Aufstehen rangieren an erster Stelle des Lernprozesses, für den ein Lehrer notwendig ist. Diese sehr sanfte und sehr individuelle Methode wird in der Regel als ausgesprochen angenehm empfunden und kann tatsächlich Verbesserungen bringen.

Freizeitsport

Auch mit einer Breitensportart können Sie dem Tinnitus begegnen. Regelmäßig ausgeführter Freizeitsport verbessert nicht nur die körperliche Fitness, sondern auch das seelische Wohlbefinden. Depressionen und Angstgefühle werden schwächer, Anspannungen lösen sich, und Sie finden zu einem gesünderen Schlafverhalten zurück. Breitensport hat darüber hinaus auch eine soziale

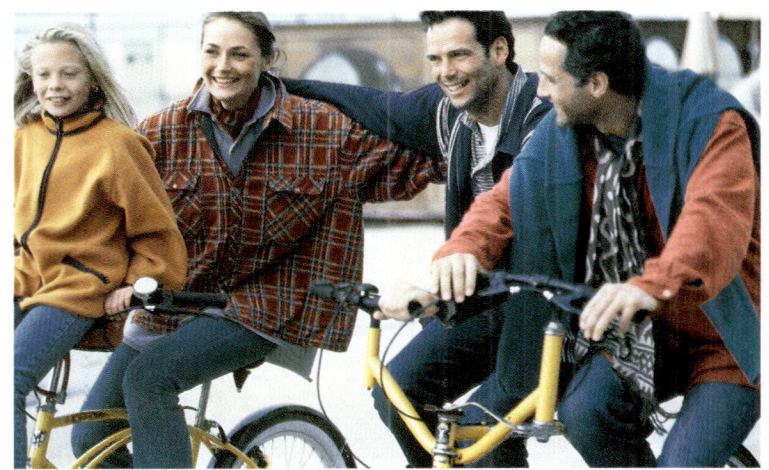

Einen ausgesprochen wichtigen Beitrag zum richtigen Umgang mit dem Tinnitus kann regelmäßig ausgeübter Freizeitsport leisten.

Komponente. Beim Sport mit anderen lassen sich leicht neue Kontakte knüpfen, die über den Sportverein hinaus gepflegt werden können. Das ist gerade für all diejenigen von Vorteil, die sich im Lauf ihres Tinnitusleidens immer mehr zurückgezogen haben und dadurch in soziale Isolation geraten sind.

Wählen Sie eine Sportart, die Ihrer körperlichen Konstitution angemessen ist, und besprechen Sie Ihr Vorhaben mit Ihrem Arzt. Seien Sie sich dessen bewusst, dass sich Ihr Ohrgeräusch während der sportlichen Aktivität verlieren aber auch verstärken kann. Manchmal wird es sogar als pochend empfunden. Geraten Sie in diesem Fall nicht in Panik, denn die Tinnituslautheit lässt wieder nach und reduziert sich auf das gewohnte Niveau.

Sport ist in jedem Alter möglich. Von Babygymnastik bis Seniorentraining reicht die Palette der Sportvereine.

Hörgeräte

Schwerhörigkeit ist ein häufiger Bestandteil des Tinnitusleidens, oft auch dessen direkte Ursache. Sind die äußeren Haarzellen auf der Innenohrebene geschädigt, kann der Schutz vor zu lauten Geräuschen verloren gehen. Unter diesen Umständen wird die Schwerhörigkeit häufig von einer vermehrten Geräuschempfindlichkeit begleitet, die durch Training ausgeglichen werden kann.

Auch Tiere verfügen über eine Form der Sprache, doch nur der Mensch kann abstrakte Inhalte deutlich machen.

Hören und Sprechen sind die wichtigsten Formen der menschlichen Kommunikation. Ein gestörtes Kommunikationssystem kann jedoch weitreichende Konsequenzen haben. Schwerhörige, ob mit oder ohne Tinnitus, nehmen weniger wahr, was um sie herum vorgeht. Dabei kann es sich um die üblichen Umweltgeräusche handeln, aber auch um Gespräche mit einzelnen Personen oder in der Gruppe. Zahlreiche Missverständnisse sind die Folge. Sie lassen den Schwerhörigen schließlich resignieren und treiben ihn in die Isolation. Um dieser negativen Entwicklung Einhalt zu gebieten, sollten Sie alle Möglichkeiten zur Verbesserung des Hörvermögens in Betracht ziehen.

Wann ist ein Hörgerät sinnvoll

In vielen Fällen bietet sich der Gebrauch eines Hörgeräts an. Ein Hörgerät ist zweckmäßig, wenn der Hörabfall bei mindestens zwei Frequenzen zwischen 500 und 3000 Hertz über 30 Dezibel liegt oder wenn der Hörverlust bei 2000 Hertz 30 Dezibel übersteigt. Außerdem sind die Ergebnisse einer Sprachprüfung (→ Seite 30 bis 31) heranzuziehen. Liegt das Sprachverständnis bei 65 Dezibel unter 70 bis 80 Prozent, sollten Sie ein Hörgerät verwenden.

Die Hörgerätempfehlung durch den Arzt kann aber – auch bei einseitiger Schwerhörigkeit – schon früher erfolgen, wenn Sie einen störenden Tinnitus haben. Gerade bei schwerhörigen Menschen mit Tinnitusleiden kann ein Hörgerät Erstaunliches bewirken. Der Tinnitus wird von Schwerhörigen vermehrt wahrgenommen, da die überdeckenden Außengeräusche fehlen. Das Hörgerät gleicht nicht nur das Hörvermögen aus, sondern unterstützt auch die Tinnitusgewöhnung. Ein eventuell vorhandenes Grundrauschen im Hörgerät ist dabei sogar gewünscht. Als völlig bedeutungsloses Geräusch fördert es die mentale Habituation (Gewöhnung) an den Tinnitus.

Hörgeräte gibt es mittlerweile auch in verschiedenen auffallenden Farben. So wird der »Knopf im Ohr« sogar zum modischen Accessoire.

Damit Ihre Hörsituation optimal verbessert wird, muss das Hörgerät individuell und sehr genau an Ihre Bedürfnisse angepasst werden. Das Wichtigste ist aber, dass Sie den Umgang mit Ihrem Gerät unter Anleitung des Akustikers und des Arztes üben. Nehmen Sie diese Hilfe unbedingt in Anspruch, auch wenn die Gewöhnung einige Wochen dauert.

Leider haben noch viele Menschen Vorbehalte gegen ein Hörgeräte. Denn sie verbinden das Tragen dieses Geräts mit der Befürchtung, man könnte sie für »dumm« halten. Dieses Vorurteil rührt aus der Zeit, als sich Schwerhörige wegen ihres Leidens tatsächlich weniger gut entwickeln konnten. Heute weiß man, dass schwerhörig oder taub geborene Menschen keineswegs weniger intelligent sind. Sie benötigen jedoch eine angemessene und rechtzeitige Förderung. Diese besteht unter anderem aus einer ausreichenden Versorgung, die von Hörhilfen bis zu Hörimplantaten und dem Erlernen der Gebärdensprache reichen kann. Inzwischen tragen auch viele Prominente offen ihre Hörgeräte.

Auch Bill Clinton, der sich in seiner Studentenzeit einen Hochtonschaden zugezogen hat, trägt zwei Hörgeräte.

Tinnitus-Retraining-Therapie (TRT)

Das Wort Retraining stammt aus dem Englischen und bedeutet »umlernen«. Das Konzept, das hinter der Retraining-Therapie steht, basiert auf der Arbeit von Pavel Jastreboff in Baltimore und Jonathan Hazell in London. Die beiden Wissenschaftler haben einen Behandlungsansatz entwickelt, der über die Versuche hinausgeht, den Tinnitus um jeden Preis wegzutherapieren. Der Patient soll lernen, das Ohrgeräusch nicht mehr wahrnehmen zu müssen. Der Tinnitus, der als störend und bestimmend empfunden wurde, soll somit unbedeutend werden dürfen.

Das ist an für sich nichts Neues. Die bisher im Buch vorgestellten Ansätze basieren auf den gleichen Überlegungen. Das Besondere bei Jastreboff und Hazell ist jedoch zweierlei: Zum einen haben sie ihren Ansatz wissenschaftlich untermauert und ein darauf aufbauendes schlüssiges Konzept verfasst. Zum anderen arbeiten sie unter vollkommen anderen gesundheitspolitischen Bedingungen als die Tinnitustherapeuten in Deutschland. Beides hat teilweise entscheidende Einflüsse auf die praktische Umsetzung der wissenschaftlichen Ergebnisse.

Rauschgeräte

Rauscher bringen vielen Menschen Erleichterung.

Das Hauptprinzip der Retraining-Therapie ist die Erhöhung der akustischen Hintergrundinformation. Durch sie soll die Erkennung des Tinnitussignals in der Hörverarbeitung erschwert werden. Hazell bezieht dazu konkrete Umweltgeräusche aktiv ein.

Sehr viel bekannter geworden ist aber der Ansatz Jastreboffs aus den USA. Er erreicht die Erhöhung der akustischen Hintergrundinformation durch das Tragen eines so genannten Rauschgenerators, auch Rauscher oder »Noiser« bezeichnet.

Dieses Rauschgerät wird im Prinzip wie ein Hörgerät getragen. Es gibt kontinuierlich ein breitbandiges Geräusch ab, bei dem es sich um im Normalfall unbedeutende Hintergrundinformationen handelt. Dieses Rauschen vergrößert das Hörangebot. Das Wichtige dabei ist, dass die Verbreiterung des Hörangebots unbewusst, also in den Hirnzentren weit unterhalb der bewussten Wahrnehmung, geschieht.

Die Geräte sind so beschaffen, dass auch das »normale Hören« weiterhin ungehindert erfolgen kann! Um dies zu erreichen, müssen die in der Ohrmuschel sitzenden so genannten Ohrpass-Stücke offen bleiben.

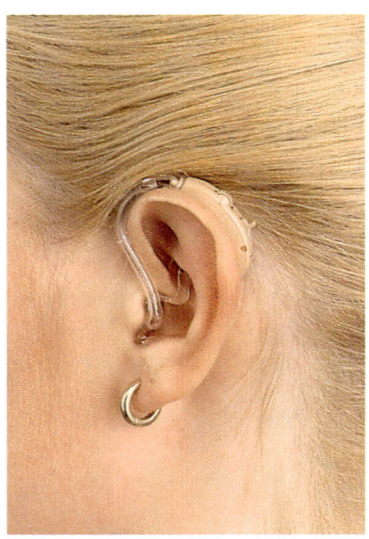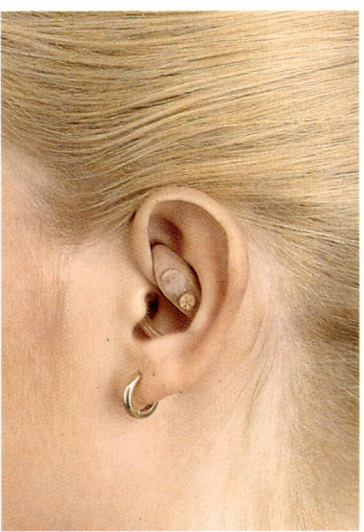

Die in der Retraining-Therapie verwendeten Rauscher werden in die Ohrmuschel eingepasst. Das normale Hören wird dadurch nicht beeinträchtigt.

Die Lautstärke des Rauschers soll deutlich unter der Intensität des Tinnitus liegen. Damit unterscheiden sich Rauscher von den in der Tinnitustherapie lange Zeit verwendeten Maskern. Letztere sollen den Tinnitus übertönen und sind dadurch noch lauter und – auf die Dauer – auch unangenehmer.

Der deutlich leisere Rauscher trägt mit der Zeit dazu bei, dass sich Nervenverknüpfungen verändern und umgestalten. Diese unbewusst ablaufenden Lernvorgänge des hörverarbeitenden Systems ermöglichen es dem Patienten, die Hörwahrnehmung vollkommen neu zu erlernen.

Diese Therapie mit Rauschern darf als durchaus beachtenswerter Fortschritt in den anhaltenden Bemühungen um die Tinnitusbewältigung gelten. Doch auch im Konzept von Hazell und Jastreboff ist der Rauscher lediglich eines von mehreren Hilfsmitteln. Es macht vor allem die eigenen Bemühungen nicht überflüssig.

Das Tragen eines Rauschers ist bei der Tinnitusbehandlung nicht zur Pflicht geworden, wenngleich dies manchmal so erscheinen mag. Das Gerät ist auch durch Umweltgeräusche und ein aktives Geräuschtraining ersetzbar, was bis zur Einführung des Retrainings immer schon Teil jeder ganzheitlichen Behandlung war.

Für wen eignet sich die Retraining-Therapie

Aus Sicht der Hals-Nasen-Ohren-Heilkunde ist die Retraining-Therapie unter folgenden Voraussetzungen sinnvoll:

■ Der Tinnitus hat zu einer Beeinträchtigung des Erlebens und des Verhaltens des Patienten geführt.

■ Andere direkt wirksame Behandlungsmaßnahmen (Hörgeräteversorgung, Otosklerose-Operation …) sind ausgeschlossen oder nicht ratsam.

■ Aufgrund des Tinnitusfragebogens nach Goebel und Hiller ist mindestens ein mittelgradig schweres Tinnitusleiden wahrscheinlich.

Treffen die vorangegangenen Voraussetzungen für Sie zu, und entscheiden Sie sich für eine Tinnitus-Retraining-Therapie, sollten Sie Folgendes beachten:

Grundlegend für eine erfolgreiche Retraining-Therapie ist die konsequente und ausdauernde Mitarbeit des Patienten.

- Wenden Sie sich an einen kundigen und verständnisvollen Facharzt. Lassen Sie eine genaue Diagnose erstellen, und drängen Sie auf eine befriedigende Aufklärung.
- Ihr Arzt muss Sie auch über die Rauscher-Betreuung hinaus – begleiten. Erfahrungsgemäß handelt es sich dabei um einen Zeitraum von bis zu zwei Jahren.
- Sie müssen zur Mitarbeit bereit sein, da das Rauschgerät sechs bis acht Stunden pro Tag getragen werden soll.
- Lassen Sie seelische Zusammenhänge zu, und versuchen Sie, diese zu verstehen.
- Beanspruchen Sie gegebenenfalls psychotherapeutische Unterstützung, die Ihren individuellen Bedürfnissen gerecht wird.
- Sie benötigen einen Rauscher oder ein Hörgerät.

Psychotherapeutische Unterstützung

Wer sich aufgrund seines Tinnitusleidens schließlich zu einer Psychotherapie entschließt, beweist Mut zur Veränderung.

Eine psychotherapeutische Unterstützung ist dann erforderlich, wenn das Tinnitusleiden zu schwer wiegenden seelischen Veränderungen geführt hat. Dabei kann es sich um Depressionen und Angstzustände handeln, die – bei einem ungünstigen Verlauf – Berufsunfähigkeit zur Folge haben können. Psychotherapie ist sinngemäß nichts anderes als »Therapie der Seele«. Was kann eine Therapie seelischer Probleme leisten? Ein Beispiel aus einem Buch von Paul Watzlawick (1992) soll bei der Erklärung helfen:

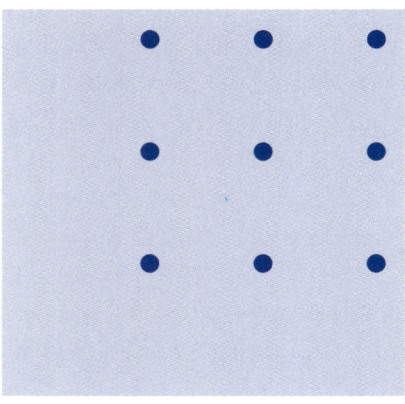

Verbinden Sie, ohne auf die nächste Seite zu blicken, die neun Punkte der nebenstehenden Figur mit vier geraden, zusammenhängenden Linien. Heben Sie beim Ziehen der Linien den Bleistift nicht ab.

Vielleicht haben auch Sie, wie die meisten, denen diese Aufgabe gestellt wird, »von selbst« eine nicht geforderte Bedingung hinzufügt. Es ist die Annahme, dass die Lösung innerhalb des Quadrates, das durch die Punkte vorgegeben ist, liegen muss. Diese Bedingung wurde aber nicht gestellt. Gerade die von Ihnen selbst hinzugefügte Bedingung macht die Lösung unmöglich.

Versuchen Sie jetzt bitte die gleiche Aufgabe – in vereinfachter Form – mit elf Punkten (Lösung auf Seite 94).

An dieser Aufgabe wird deutlich, dass Lösungen für Außenstehende manchmal einfacher zu erkennen sind, als für diejenigen, die von dem Problem direkt betroffen sind. Oft hat man nicht die Freiheit, noch einmal einen Schritt zurückzugehen um andere Möglichkeiten zu erproben. So kann man nach Watzlawick eine weit verbreitete, gutartige Krankheit der Seele, die »Neurose«, verstehen. Watzlawick beschreibt die Neurose als einen anhaltenden Versuch, mit einem Mehr vom Selben ein damit nicht erreichbares Ziel zu verwirklichen.

Nur wenn der Betroffene selbst an einer Veränderung interessiert ist, kann eine Psychotherapie greifen.

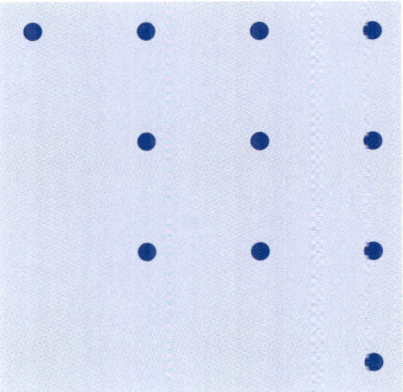

Psychotherapie hilft, Lösungen zu finden

Oft sieht der Einzelne nicht, dass das angestrebte Ziel mit geringerem Aufwand zu erreichen wäre. Man möchte mit dem Kopf durch die Wand und übersieht die Tür, die nur 20 Meter entfernt ist. Auch die oben gestellte Aufgabe ist nur zu lösen, wenn man über den scheinbar gegebenen Rahmen hinausgeht.

Damit ist ein wichtiges Element der Psychotherapie benannt. Psychotherapie hat die Funktion des einfühlenden Blickes von außen. Demjenigen, der tief in ein Problem verwickelt ist, kann sie helfen, Lösungen zu finden, die offensichtlich sein mögen, aber vom Betroffenen bisher nicht wahrgenommen wurden.

Wie eine solche, nicht immer leichte Hilfestellung aussehen kann, hat Christa Wolf in ihrem Buch »Kein Ort. Nirgends« beschrieben, in dem sie eine fiktive Begegnung zwischen Heinrich von Kleist und Karoline von der Günderrode schildert:

Unter Umständen kann es notwendig sein, dass auch der Partner oder weitere Familienangehörige in die Therapie miteinbezogen werden.

»Eines Kranken sich anzunehmen – dazu mochte ein Arzt wohl verpflichtet sein; die Art der Rettung ist es, die Kleist weder sich noch ihm verzeiht. Mag es der Gipfel der Undankbarkeit sein, dem Arzt insgeheim vorzuwerfen, dass er die Starre seines Patienten zu lösen wusste, indem er mit Erfolg das einzige Mittel gegen sie anwandte: ihn zum Reden zu bringen, den Mann, der sich für vernichtet hielt und hartnäckig auf seiner Stummheit bestand, mit teilnehmenden Fragen allmählich herauszulocken. Kleist wird es nie vergessen, wie wohltuend und zugleich entwürdigend es war, auf behutsame Anstöße schließlich doch zu erwidern, wie er danach verlangte und zugleich verabscheute. Denn er bemerkte es wohl, wie der Hofrat ihm seine eigenen Sätze, mit denen er fürchterlich genau seinen Zustand beschrieb, zu einem Seil knüpfte, an dem er ihn Stück um Stück aus der Gefahr zog.«

Der Beginn größerer Veränderungen

Die Psychotherapie bietet viele Hilfestellungen und kann den Einblick in neue Zusammenhänge eröffnen. Es kann aber auch zu schmerzhaften Prozessen kommen, wenn gewohnte Verhaltensmuster aufgebrochen und verändert werden.

Wer sich auf die Psychotherapie einlässt, kann eine große Zahl an Hilfestellungen erhalten und viele, für ihn neue Zusammenhänge kennen lernen. Dies hat aber auch entscheidende Nebenwirkungen. Wer erst einmal bestimmte Verhaltensmuster und ihre möglichen Alternativen erkannt hat, kann nun nicht mehr einfach so weitermachen wie bisher. Das ist unter Umständen schmerzhaft, denn das Gewohnte hat, auch wenn es mit Unbill verbunden ist, doch meist etwas Vertrautes. Etwas Vertrautes will und kann man aber so schnell nicht aufgeben.

Nun lässt sich Psychotherapie nicht einfach einnehmen wie Tabletten oder anwenden wie Krankengymnastik. Es reicht nicht, den Experten aufzusuchen und abzuwarten, was er einem bietet. Psychotherapie kann nur weiterhelfen, wenn man selbst mitarbeitet und zu einer Veränderung bereit ist. Dies ist manchmal erst in tiefer Not gegeben. Tinnitus kann zu Not und Verzweiflung führen. Wenn Menschen in der Krankheit aber einen »Sinn« erkennen, führt dies vielleicht dazu, dass sie sich aus einer krank machenden Situation befreien. Dann können sich für diese Menschen über die Not hinaus oft neue Perspektiven eröffnen.

Psychotherapeutische Ansätze

Man unterscheidet im großen Feld der verschiedenen psychotherapeutischen Ansätze zwei von den Krankenkassen anerkannte Verfahren: Die Tiefenpsychologie und die lerntheoretisch ausgerichtete Verhaltenstherapie.

Die tiefenpsychologisch fundierten Verfahren werden häufig mit Sigmund Freud und der berühmten Couch in Zusammenhang gebracht. Doch diese Vorstellung trifft schon lange nicht mehr zu. Denn die wissenschaftlichen Erkenntnisse der vergangenen Jahrzehnte haben hier einen deutlichen Wandel möglich gemacht. Nach wie vor aber haben tiefenpsychologische Verfahren den gesamten Beziehungshintergrund und mögliche Beziehungskonflikte im Visier. Eine wichtige Annahme der Tiefenpsychologie ist, dass hinter vielen Krankheitsverläufen zunächst unbewusste Konflikte verborgen sind, die Auslöser der Symptome sind.

Im Unterschied dazu setzt die Verhaltenstherapie an den Symptomen an, in diesem Fall dem Leiden am Tinnitus, und zielt auf praktische Verbesserungen ab.

Tiefenpsychologie und Verhaltenstherapie sind im praktischen Umgang gar nicht so verschieden, denn beide betrachten das gesamte Geflecht der Probleme. Der deutliche Unterschied liegt jedoch in der Ausgangslage. Bildlich kann man das so umschreiben: Beide Verfahren greifen – vor allem zu Beginn der Behandlung – jeweils andere Fäden auf, die sie dann verfolgen.

Sigmund Freud entwickelte die psychoanalytischen Behandlungsmethoden. Die starke Betonung der Sexualität als Auslöser von neurotischen Störungen verschaffte ihm viele Kritiker.

Die kognitive Verhaltenstherapie

Bei Tinnitus ist die so genannte »kognitiv ausgerichtete Verhaltenstherapie« besonders empfehlenswert. Sie beschäftigt sich vor allem mit der Beurteilung und der Bewertung hinsichtlich des Tinnitusleidens.

Unbewusste Verhaltensmuster sorgen schon seit Jahrmillionen für unser körperliches und seelisches Überleben. Es ist unmöglich, über die Vielzahl der zum Überleben, Wahrnehmen und Bewegen nötigen Muster und Handlungsabläufe jeweils einzeln nachzudenken, ohne dadurch handlungsunfähig zu werden.

Unbewusste Verhaltensmuster beobachtet man sehr häufig beim Autofahren. Viele Vorgänge, die beim Steuern eines Fahrzeuges von Bedeutung sind, werden vollkommen automatisch durchgeführt.

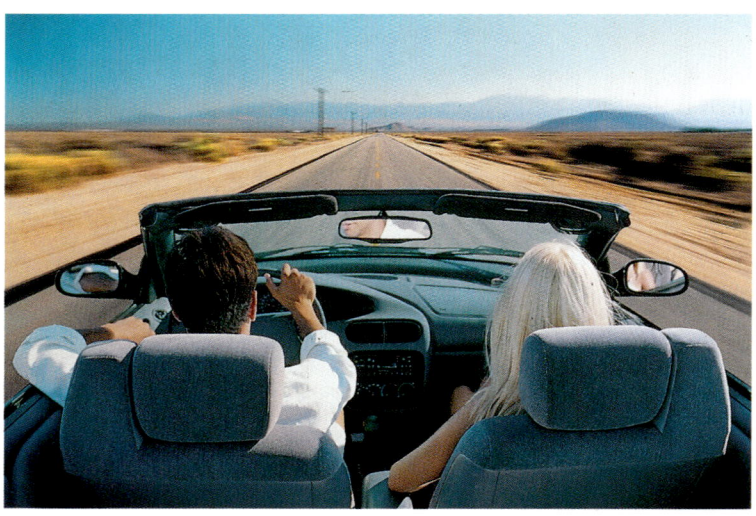

Diese individuell erlernten Verhaltensmuster haben sich meist seit der frühen Kindheit bewährt. Je eingeschliffener sie sind, desto mehr verschwinden sie ins Unbewusste. Offensichtlich wird dies z. B. beim Autofahren, wo komplexe eingeübte Verhaltensmuster situationsabhängig, ohne nachzudenken, funktionieren.

Für beide Arten des Lernens, das vererbte und das individuelle, gilt, dass die früh erworbenen Verhaltensmuster die später hinzugekommenen Erfahrungen beeinflussen. So legt sich im Laufe der Zeit Lernfolie über Lernfolie.

Überkommene Einstellungen ändern

Eine seriöse Psychotherapie befähigt den Menschen zum richtigen Umgang mit einer Problemsituation.

Speziell bei neuen Aufgaben, etwa der Tinnitusverarbeitung, laufen die unbewussten Wertesysteme Gefahr, falsche oder nicht mehr so günstige Antworten zu geben. In diesen Fällen ist es hilfreich, Einstellungen und Handlungen zu überdenken und gegebenenfalls zu ändern.

Meistens ist man dazu in der Lage. Die Voraussetzung hierfür ist aber, sich unbewusste Einstellungen und Bewertungen bewusst zu machen. Erst dann kann und darf dazugelernt werden. Dies gilt nicht nur für Geschmacksänderungen im Laufe des Erwachsenwerdens, etwa bei Spinat, Fisch oder Käse, sondern auch für die

Bewertung des Tinnitus. So erklärt sich auch, warum über 90 Prozent der Tinnitusbetroffenen nach etwa drei Monaten nicht mehr unter dem Tinnitus leiden, sondern zumindest einen gangbaren Weg gefunden haben, um mit dem Geräusch zurechtzukommen.

Wenn dies, wie beim chronisch komplexen Tinnitus, dem Betroffenen nicht alleine gelingt, kann professionelle Unterstützung von außen helfen.

Die alten Einstellungen müssen so geändert werden, dass überlegtes und ruhiges Handeln möglich wird. Dabei gilt es mit Hilfe von konkreten Erfahrungen (etwa beim Hör- und Geräuschtraining, der Klangtherapie, im Körpererleben) bestehende Befürchtungen auszuräumen.

Sinnvoll erweisen sich hierbei häufig auch therapiebegleitende Entspannungsverfahren wie die Progressive Muskelrelaxation nach Jacobson oder das autogene Training (→ Seite 67 bis 73). Zum einen können Sie damit Ihre eigenen Energieressourcen erhöhen, zum anderen wirken diese Verfahren entspannend auf den spannungsgeladenen Kreislauf von Tinnitus und Tinnitusverstärkung.

Professionelle Hilfe von außen kann helfen, überkommene Vorstellungen und Einstellungen zu verändern, sodass vom Tinnitus Betroffene zumindest mit dem Geräusch leben können.

Tinnitus als Hilfeschrei

Häufig wird deutlich, dass sich hinter dem Tinnitusleiden andere und darüber hinausgehende Probleme verbergen. Dies können ernsthafte depressive Verstimmungen sein oder massive Konflikte etwa familiärer Art. Unter Umständen wird eine Lösung der mit dem Tinnitus verbundenen Schwierigkeiten durch diese verhindert. Manchmal scheint auch das Leiden am Tinnitus unbewusst erträglicher zu sein als die Auseinandersetzung mit dem dahinter stehenden Konflikt. Auch dieser Selbstschutz steht einer Lösung des Tinnitusproblems im Weg.

Ob die Therapie einzeln oder in der Gruppe, ambulant oder stationär durchgeführt wird, ist eine Frage der Art und Schwere der Erkrankung und nicht zuletzt auch der persönlichen Vorlieben und der konkreten Möglichkeiten vor Ort.

So tun Sie Ihrer Seele etwas Gutes

Das Berufsethos untersagt Psychologen, in Medien zu werben.

Wenn Sie sich an einen Psychotherapeuten wenden möchten, fordern Sie am besten eine Liste von Ihrer Krankenkasse an. Damit klärt sich auch schon die Kostenfrage, denn nicht alle Psychotherapeuten können mit der Kasse abrechnen. Haben Sie nach einem ersten Gespräch das Gefühl, dass der gewählte Therapeut nicht der richtige für Sie ist, suchen Sie einen anderen auf. In der Regel gewähren die Krankenkassen fünf Probesitzungen, nach denen man sich dann entscheiden muss.

Hilfreich ist oft auch Rat aus dem Freundes- und Bekanntenkreis. Wenn Sie Ihr Problem offen an andere herantragen, stellt sich meist heraus, dass deutlich mehr Menschen psychotherapeutische Erfahrungen haben, als man geglaubt hat.

Die Erfahrung zeigt, dass es beim Erfolg einer Therapie viel mehr auf die Beziehung zwischen dem Therapeuten und dem Betroffenen ankommt als auf das ausgewiesene Verfahren.

Was erwartet Sie beim Psychotherapeuten?

Eine Kurzzeit-Therapie dauert in der Regel rund 25 Stunden. Langzeit-Therapien umfassen etwa 50 bis 80 Sitzungen.

1. Bei Ihrem ersten Gespräch wird Sie der Therapeut bitten, Ihr Leiden am Tinnitus in Worte zu fassen und Ihre Empfindungen zu schildern.
2. Er wird Sie fragen, welche Auswirkungen das Tinnitusleiden auf Sie und Ihre Umgebung hat.
3. Der Therapeut möchte wissen, für welche konkreten Ziele Sie seine Hilfe wünschen.
4. Er wird Sie darauf hinweisen, dass Sie nicht das Symptom Tinnitus als solches, sondern das Leiden am Tinnitus mit ihm zusammen bearbeiten können.
5. Er wird sich für die Faktoren interessieren, die das Leiden am Tinnitus hervorgerufen haben könnten.
6. Der Therapeut wird nach Einflüssen fragen, die das Leiden am Tinnitus aufrechterhalten.
7. Er wird Sie nach Ihrer persönlichen Vorstellung von der Krankheit und ihrem Verlauf fragen.

Sie müssen sich von Ihrem Therapeuten verstanden fühlen und die Zuversicht gewinnen, dass er der richtige Partner bei der Lösung Ihres Problems ist. Dazu gehört natürlich auch, dass Sie Vertrauen zu Ihrem Therapeuten haben.

Mehr noch als die Persönlichkeit des Therapeuten und die Therapiemethode bewirken aber die eigene Motivation und Ihr eigener Wille, gesund zu werden.

Letztlich geht es bei allen Therapien darum, dass man auf der eigenen Suche nach Lösungsmöglichkeiten gut begleitet wird. Diese Lösungen umsetzen muss aber jeder für sich selbst.

Psychopharmaka

Die Möglichkeit, seelische Probleme mit Medikamenten, so genannten Psychopharmaka, zu beeinflussen, ist unbestritten segensreich, gleichzeitig aber auch verführerisch. Der Preis, den man für ihren Einsatz bezahlt, kann sehr hoch sein. Es ist kaum abzuschätzen, welch immenser Schaden mit valiumähnlichen Mitteln angerichtet wird, die bei längerer Einnahme suchtauslösend wirken.

Psychopharmaka werden in drei große Gruppen unterteilt: Beruhigungsmittel, Antidepressiva und Neuroleptika.

Teilweise erschwert der zu Recht in Verruf gekommene Umgang mit diesen Medikamenten aber ausgerechnet dann ihren Einsatz, wenn er tatsächlich nötig wird. Als Hilfe bei vorübergehenden oder sehr schweren Krankheitsbildern kommt diese Medikamentengruppe durchaus in Frage.

Wenn sich im Verlauf des Tinnitusleidens eine ernsthafte Depression einstellt, hat die Verordnung von Antidepressiva ihre Berechtigung. In manchen Fällen verschaffen sie dem Arzt einen ersten Zugang zum Patienten.

Die Einnahme von Psychopharmaka darf nur unter Anleitung und Kontrolle eines ausgewiesenen Facharztes erfolgen. Damit der Betroffene an seiner Heilung selbst mitarbeitet, sollte die medikamentöse Behandlung von einer Psychotherapie unterstützt werden.

Die stationäre Tinnitustherapie

Sind ambulante Therapiemöglichkeiten ausgeschöpft, kann ein Krankenhausaufenthalt nötig sein.

Eine Therapie im Krankenhaus kann bei einem chronisch komplexen Tinnitus notwendig werden, z. B. dann, wenn die ambulanten Therapiemöglichkeiten ausgeschöpft sind und sich der Krankheitszustand zunehmend verschlechtert.

Vorteil einer stationären Behandlung ist die aufeinander abgestimmte Zusammenarbeit der verschiedenen Therapeuten. Hier werden Sie von Ärzten, Psychologen, Hör- und Bewegungstherapeuten betreut, die gemeinsam an Ihrem Problem arbeiten.

Das erwartet Sie in der Klinik

1. Eine medizinisch fundierte Diagnose, über die Sie dann auch ausführlich informiert werden
2. Eine Möglichkeit zur psychotherapeutischen Hilfe
3. Ein abgestimmtes Hör- und Geräuschtraining zur Gewöhnung (Habituation)
4. Körperarbeit, die Ihnen hilft, den Tinnitus in Ihr Körperempfinden zu integrieren

Lösung zu der Aufgabe von Seite 86.

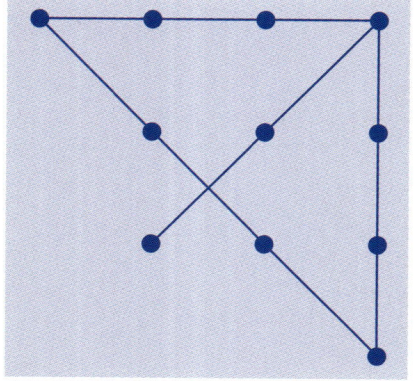

Bei einer Behandlung in der Klinik geht es nicht um schnelle, dafür aber in der Regel nur kurzlebige Effekte. Die Ärzte und Therapeuten streben vielmehr langfristig anhaltende Erfolge an, die sich allerdings häufig erst nach einem längeren Zeitraum einstellen. Sie müssen also etwas Geduld mitbringen. Manches geht jedoch umso schneller, je mehr Zeit Sie sich dabei lassen dürfen. Solche Therapien haben außerdem den großen Vorteil, dass sie eine grundsätzliche Stabilisierung Ihrer Gesamtkonstitution bewirken. Krankenkassen und die Deutsche sowie die Österreichische Tinnitus-Liga geben Auskunft über Kliniken, in denen eine stationäre Therapie durchgeführt wird.

Regeln für das Leben mit Tinnitus

■■■■■■■■■■■■■■■■■■■■■■■■

1. Grundsätzlich gilt, dass Sie mit Tinnitus all das machen können, was Sie auch ohne Tinnitus gerne gemacht haben.

2. Tun Sie alles, was ein erfülltes Leben ausmacht, und gestalten Sie Ihre Freizeit nach Ihren Bedürfnissen. Das heißt, Sie dürfen z.B. fliegen, schwimmen, Musikveranstaltungen besuchen und Musik machen.

3. Versuchen Sie nicht, sich »etwas beweisen« zu wollen. Unternehmen Sie also nichts, was generell unvernünftig, verboten oder gar lebensgefährlich ist.

4. Stellen Sie keine übertriebenen Anforderungen an sich selbst.

5. Halten Sie sich nicht in Räumen auf, in denen der Lärmpegel über 120 Dezibel liegt.

6. Führen Sie keine Arbeiten durch, die von mehr als 85 Dezibel Lautstärke begleitet werden.

7. Verzichten Sie aufs Rauchen.

8. Wenn Sie außerdem schwerhörig sind, sollten Sie ein Hörgerät benutzen. Es hilft Ihnen, den Kontakt zu Menschen aufrechtzuerhalten.

9. Leiden Sie unter Schwindelanfällen, hängt es sehr von der Art der Erkrankung ab, was Sie tun dürfen oder nicht. Bei vielen Schwindelerkrankungen ist von Autofahren, Tauchen oder anderen Tätigkeiten, bei denen ein intaktes Gleichgewicht unbedingt notwendig ist, dringend abzuraten.

10. Liegt die Ursache für die Schwindelerkrankung überwiegend im seelischen Bereich, so kann es – unter professioneller Anleitung – sogar sinnvoll sein, möglichst die Handlungen durchzuführen, die bis dahin Schwindel erregt haben. Das ist aber eine besondere therapeutische Fragestellung, die Sie unbedingt zusammen mit einem Experten besprechen sollten.

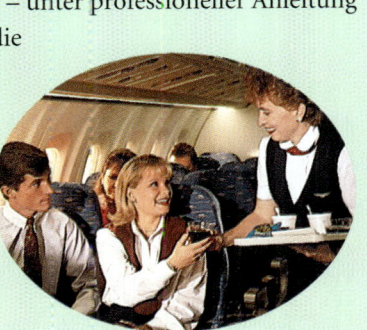

So irritierend dies für manchen Betroffenen klingen mag: Tinnitus muss keine wesentlichen Einschränkungen des normalen Lebens zur Folge haben.

Weitere Ursachen für Tinnitus

Die Medizin verzeichnet eine Reihe von Sonderfällen, mit denen Tinnitus in Zusammenhang stehen kann. Die Ursachen für das Auftreten des Ohrgeräusches sind dabei nicht nur im Innenohr zu suchen, sondern können auch in der Halswirbelsäule oder im Kiefergelenk festgestellt werden. Wichtig ist in einem solchen Fall, dass auch Sie durch Selbstbeobachtung zur Klärung Ihres Leidens beitragen.

Nicht nur im Innenohr sondern auch im Kiefergelenk oder in der Halswirbelsäule können Ursachen für Tinnitus zu finden sein.

Endolymphschwankungen

Wenn das Hörvermögen und der Tinnitus wiederholt (!) schwanken, einmal deutlicher ausgeprägt sind und sich dann wieder überhaupt nicht bemerkbar machen, ist dies ein Hinweis auf eine Regulationsstörung der Innenohrflüssigkeit. Man nennt dieses Phänomen Endolymphschwankung.

Bei eindeutigem Befund, den der Arzt bereits aus Ihrer persönlichen, erzählten Krankengeschichte schließen kann, wird er auf Infusionen und eine Hyperbare Sauerstofftherapie im Verlauf verzichten.

Die einfühlsame Erhebung der Krankengeschichte ist in diesen Fällen schon der erste Schritt der Therapie. So stellt sich nicht selten heraus, dass der schwankende Tinnitus abhängig von belastenden Situationen ist und ausschließlich durch Überforderung und Stress verursacht wurde.

Manchmal kommen bereits in diesen ersten Gesprächen tief sitzende Konflikte zutage, die in erster Linie Hilfestellungen für die Seele notwendig machen.

Der Patient benötigt nun:

Die Endolymphe, die sich im Labrinth befindet, unterscheidet sich von der Perilymphe sowohl im Elektrolyt- als auch im Eiweißgehalt.

- Verständnis
- Zuspruch
- Lösungsorientierte Gespräche
- Symptomatische Hilfen wie Entspannungstechniken (autogenes Training, Progressive Muskelrelaxation nach Jacobson)
- Unter Umständen langfristige psychologische Therapien

Vor Therapien, die das schwankende Hörvermögen und diesen Tinnitus als Vorstufe zum Morbus Menière oder als Hörstürze behandeln, muss dringend gewarnt werden. Es ist erwiesen, dass Menschen mit Hörschwankungen nur in seltenen Fällen an Morbus Menière (→ Seite 22 bis 23) erkranken. Ein Hörsturz ist allein schon dann ausgeschlossen, wenn das Ereignis wiederholt auftritt. Dennoch müssen alle Möglichkeiten abgeklärt sein.

Morbus Menière und Psychogener Schwindel

Kommt es zu Schwindelanfällen, ist die Klärung der Ursachen erschwert. Dies liegt daran, dass Schwindel vielfältige (bis zu 362 unterscheidbare) Gründe haben kann, die jedoch sehr oft ähnlich erlebt werden.

Für die weitere Therapie ist es unerlässlich, den Menière'schen Schwindel von psychogenen Schwindelzuständen, die seelische Ursachen haben, zu unterscheiden. Sie selbst können hier durch Eigenbeobachtung viel zur Erkennung beitragen.

Dazu wählen Sie vor dem Wiederkehren des Schwindelereignisses einen oder mehrere unverrückbare Punkte oder Gegenstände Ihrer Umgebung aus. Wenn es zu einem Schwindelgefühl kommt, versuchen Sie den gewählten Gegenstand zu fixieren. Stehen Sie dann auf, und stampfen oder treten Sie fest auf. Beobachten Sie sich nun selbst:

- Bei einem für Morbus Menière typischen Schwindel dreht sich die Welt scheinbar um einen herum.

Morbus Menière, eine Störung von Gleichgewichts- und Hörorgan, die zu einem meist tief frequenten Tinnitus, Hörverlust und attackenweisem Schwindel führen kann, ist eine sehr seltene Erkrankung, von der nur 0,1 Prozent der Bevölkerung betroffen sind.

■ Bei einem »Schwindel der Seele« lässt sich der Gegenstand mit dem Blick festhalten.

■ Wenn Sie beim Auftreten immer »standfester« werden und der Schwindel im Kopf nachlässt, ist die Wahrscheinlichkeit für einen »Schwindel der Seele« groß.

■ Bei einem Menière-Anfall ist das Aufstehen und Auftreten nicht oder zumindest kaum möglich.

■ Der »Schwindel der Seele« lässt in der Regel bei zunehmender Aktivität und bei Hilfe eines vertrauten Menschen nach. Ein Menière-Schwindel bleibt dagegen bestehen.

Zur Unterscheidung ist folgende Tabelle hilfreich:

		Anzeichen, die eher für einen Morbus-Menière-Schwindel sprechen	Anzeichen, die eher für einen Psychogenen Schwindel sprechen
Eigenes Erkennen	Fixieren eines festen Gegenstandes	nicht möglich	möglich
	Heftiges Auftreten	nicht möglich, führt zu (erneutem) Umfallen	bessert das Schwindel-Erleben, führt zu mehr Standfestigkeit
	Vertraute Menschen	ohne direkten Einfluss auf den Schwindel	kann das Schwindel-Erleben deutlich bessern
Ärztlich psychologisches und psychosomatisches Erkennen	Augenzittern (Nystagmus)	vorhanden	nicht vorhanden
	Beschreibung des Schwindels	Drehschwindel, der Raum bewegt sich um den Menschen	vielfältig, dauerhaft, tagelang, immer …
	Audiogramm (Hörtest)	wiederholte Tieftonverluste und -schwankungen häufig	ohne Änderung
	Wahrnehmung beim Gegenüber	Angst, Panik, Ohnmacht, Resignation …	Angst und Panikgefühle meist im Vordergrund

Halswirbelsäule

Die Halswirbelsäule ist beim chronischen Tinnitus eine seltene, beim akuten Tinnitus jedoch eine häufigere Ursache des Leidens.

Die Halswirbelsäule besteht aus sieben Wirbeln, die oberhalb des Brustkorbs den Schädel tragen. Dabei nehmen der erste und der zweite Halswirbel (Atlas und Axis) eine wichtige Sonderstellung ein. Das Gelenk zwischen Schädel und erstem Halswirbel ist ein Gelenk mit nur einer Achse, seine Hauptbewegung ist das Kopfnicken.

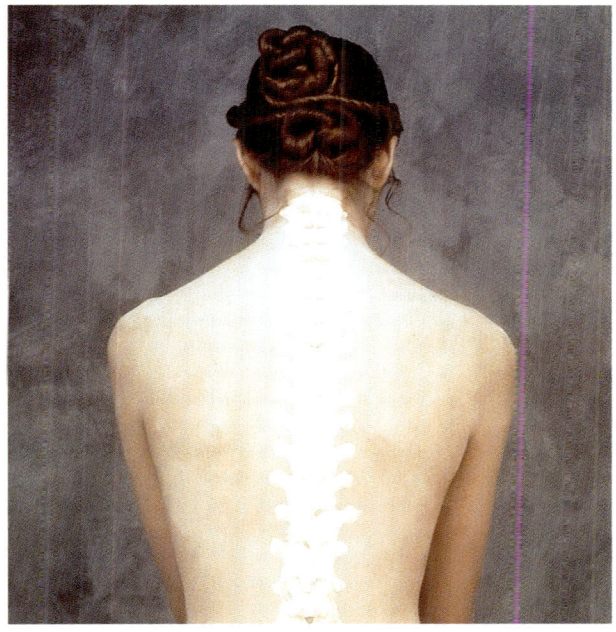

Das Gelenk zwischen erstem und zweitem Halswirbel ist ein Drehgelenk, dessen Hauptbewegung das Kopfschütteln ist. 50 Prozent des Drehvermögens der gesamten Halswirbelsäule und der oberen Brustwirbelsäule resultieren aus dieser Verbindung. Da diese erst bei der Entwicklung des aufrechten Ganges entstanden ist, also in einem recht späten Stadium der Evolution, ist sie besonders verletzlich und anfällig.

Während beim akuten Tinnitus häufig Ursachen in der Halswirbelsäule zu finden sind, ist dies bei einem chronischen Tinnitus eher selten der Fall.

Wann ist ein Zusammenhang wahrscheinlich?

Ein direkter Zusammenhang zwischen einem Tinnitus und der Halswirbelsäule kann dann bestehen, wenn der Tinnitus nach einer Halswirbelsäulenverletzung auftritt, bei Bewegungen des Kopfes in Lautstärke und Tonhöhe schwankt oder sich durch Druck auf den Nacken oder bei Anspannung der Nackenmuskulatur verändert.

Sie können selbst überprüfen, ob sich Ihr Ohrgeräusch ändert, wenn Sie den Kopf bewegen. Ist das nicht der Fall, sollte daraus allerdings nicht der voreilige Schluss gezogen werden, dass kein

Die große Beweglichkeit der Halswirbelsäule geht auf Kosten ihrer Stabilität.

Zusammenhang besteht. Selbstversuche vermögen wertvolle Hinweise zu geben, ersetzen aber nicht eine umfassende und gründliche fachärztliche Untersuchung.

Kopfgelenkstörungen können zwar Ohrgeräusche auslösen und beeinflussen, es kommt aber sehr viel häufiger vor, dass eine chronische Anspannung der Schulter-Nacken-Muskulatur auch ohne den Umweg über die Halswirbelsäule das Leiden am Tinnitus verstärkt. Dies können Sie selbst testen, indem Sie verschiedene Druckpunkte im Nacken und an den Schultern ausprobieren. Verändert sich das Ohrgeräusch durch den Druck, so ist ein Zusammenhang wahrscheinlich. Auch dieses Vorgehen kann eine Untersuchung durch den Arzt nicht ersetzen.

Fehlhaltungen bei Schreibtisch- und Bildschirmarbeit sind vielfach Grund für verspannte Schulter- und Nackenmuskeln.

Noch häufiger ist, dass ein chronisch komplexes Tinnitusleiden eine zunehmende Anspannung des gesamten Körpers zur Folge hat. Hier steht die angespannte, verspannte und blockierte Nackenmuskulatur oft im Blickpunkt. Auch wenn es sich »nur« um eine indirekte Beeinflussung des Tinnitusleidens handelt, muss dies in die Behandlung mit einbezogen werden.

Bei entsprechenden Anhaltspunkten sollten Sie sich möglichst frühzeitig fachgerecht untersuchen lassen. Dadurch können Kopfgelenkstörungen als Ursache ausgeschlossen und gegebenenfalls Probleme der Kopfgelenke und der Schulter-Nacken-Muskulatur erkannt werden. Welchen Stellenwert dies dann im Behandlungskonzept hat, muss in einer kundigen Gesamtschau festgestellt werden.

Spezielle Übungen

Es gibt spezielle Dehnübungen, um Verspannungen im Hals-Nacken- und Schulterbereich zu behandeln. Diese sollten aber nur nach einer genauen medizinischen Untersuchung durchgeführt werden.

Insbesondere dann, wenn Verspannungen im Hals-Nacken- und Schulterbereich vorliegen und medizinisch ernsthafte Schäden ausgeschlossen sind, können Sie selbst tätig werden und dadurch deutliche Verbesserungen erzielen. Mit diversen Dehnübungen, von denen wir Ihnen auf den folgenden Seiten zwei vorstellen, gelingt es jedem, seine Nackenmuskeln zu entspannen. Jede Dehnung verschafft dem verkrampften Muskel Lockerung und Erholung. Denn sie fördert die Durchblutung und damit auch die

Versorgung mit Nährstoffen. Besonders die Feldenkrais-Methode und Tai Chi bieten hierfür systematische Methoden an.

Beachten Sie bei Dehnungsübungen grundsätzlich, dass die Muskulatur eine bestimmte Zeit braucht, um sich zu strecken. Führen Sie die Übungen also vor allem langsam und korrekt aus, halten Sie die Dehnung einige Sekunden an, und lassen Sie den Muskel nicht nachfedern.

Übung zur Entspannung der Nackenmuskulatur

🔦 Beugen Sie den Kopf etwas seitwärts, und bringen Sie das rechte Ohr an die rechte Schulter.

🔦 Ziehen Sie nun mit Ihrer rechten Hand vorsichtig den Kopf immer weiter in Richtung rechte Schulter, sodass sich die linke Nacken- und Halsseite kräftig dehnt.

🔦 Halten Sie diese Stellung etwa 20 Sekunden lang, und lassen Sie Ihren Kopf dann langsam los.

🔦 Entspannen Sie sich etwa fünf bis zehn Sekunden lang.

🔦 Nehmen Sie nun die linke Hand, und ziehen Sie vorsichtig mit dieser den Kopf immer weiter in Richtung Schulter. Dabei nähert sich das linke Ohr der linken Schulter, bis sich ein deutliches Spannungsgefühl entwickelt hat.

🔦 Nach etwa 30 Sekunden bewegen Sie den Kopf langsam wieder in die Ausgangsstellung zurück.

🔦 Atmen Sie tief in den Bauch ein, und achten Sie dabei auf die Entspannung.

🔦 Wiederholen Sie die Übung dreimal.

Extrem angespannte Muskeln lassen sich nur schwer dehnen. Scheuen Sie sich nicht, die Spannung zu erhöhen, auch wenn dies zunächst unangenehm ist – dehnen Sie jedoch nicht über den Schmerzpunkt hinaus.

101

Dehnübungen eignen sich gut für zwischendurch. Auch am Arbeitsplatz können Sie sie problemlos ausführen.

Auch diese Übung wird Ihnen dabei helfen, Ihre Nackenmuskulatur zu entspannen:

👂 Nehmen Sie beide Hände hinter den Hinterkopf.

👂 Drücken Sie den Kopf kräftig gegen den Widerstand der beiden Hände nach hinten.

👂 Bleiben Sie 20 Sekunden lang in dieser Stellung.

👂 Lösen Sie die Spannung.

👂 Entspannen Sie sich etwa fünf bis zehn Sekunden lang.

👂 Ziehen Sie den Kopf mit beiden Händen nach vorne, bis das Kinn fast die Brust berührt.

👂 Halten Sie die Spannung für etwa 20 Sekunden.

👂 Gehen Sie dann in die Ausgangsstellung zurück.

👂 Entspannen Sie sich etwa fünf bis zehn Sekunden lang.

Sie können diese Isometrische Übung zu den Seiten hin erweitern, indem Sie die rechte Hand an das rechte Ohr legen und nun gegen den Widerstand der Hand den Kopf zur Seite drücken. Halten Sie die Spannung wiederum einige Sekunden, entspannen Sie sich anschließend, und verfahren Sie dann mit der linken Hand nach demselben Modus.

Diese Übung ist nicht nur wohltuend bei verspannter Nackenmuskulatur, Sie können sie grundsätzlich mit allen Körperpartien ausführen. Wichtig bei der Durchführung ist, dass der Muskel oder die Muskelpartie zunächst angespannt und dann in entgegengesetzter Richtung gedehnt wird. Während der ganzen Zeit sollten Sie sitzen oder liegen und insbesondere ruhig weiteratmen.

Kiefergelenk

Das Kiefergelenk steht in vielfältigen Beziehungen zum Ohr und zur Halswirbelsäule. Die Mittelohrknöchelchen entstanden beispielsweise entwicklungsgeschichtlich aus Teilen des so genannten Kieferbogens. Da bei solchen Strukturwanderungen in der Regel Nerven und Muskelversorgung »mitziehen«, ist ein Einfluss des Kiefers auf das Gehör und damit auch auf den Tinnitus erklärlich.

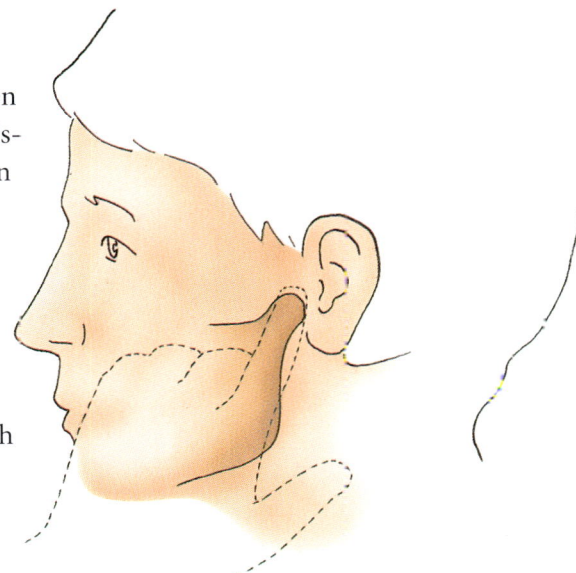

Veränderungen der Gehörknöchelchen-Kette

Spür- und hörbar ist eine bandförmige Verbindung zwischen der Kiefergelenkkapsel und einem Teil der Gehörknöchelchen-Kette. Das Band geht von einer großen Sehne eines Kaumuskels aus. So kann es beim Anspannen des Kiefergelenks, z.B. beim Vorschieben des Unterkiefers, zu einer, wenn auch minimalen Veränderung der Gehörknöchelchenkette kommen. Dabei schwankt oft die Höhe des Tinnitus. Auch ohne bereits bestehendes Ohrgeräusch kann ein hoher Ton hörbar werden, wenn man die Zähne fest zusammenbeißt.

Wird der Unterkiefer wieder zurückgenommen, pendelt sich auch der Tinnitus auf seine normale Höhe ein. Eine Verschiebung der Gehörknöchelchenkette wirkt also rein mechanisch. Sie kann ein Ohrgeräusch verändern, aber nicht verursachen.

Direkte Zusammenhänge zwischen Kiefergelenkstörungen, wie etwa Fehlbisse sowie Veränderungen nach oder vor (!) Zahnbehandlungen, und Tinnitus sind zum Glück selten. Sie wurden aber bereits 1934 von James Costen beschrieben. Seitdem wird das gemeinsame Auftreten von Hörstörungen und Kieferbeschwerden in der Literatur als »Costen-Phänomen« bezeichnet.

Kiefergelenk und Ohr stehen in engem Zusammenhang.

Sehr viel häufiger als zu einem Tinnitusleiden infolge einer Kiefergelenkstörung kann es umgekehrt zu Problemen mit dem Kiefer aufgrund eines Tinnitus kommen.

Störungen im Kieferbereich selbst feststellen

Mit einfachen, in der Regel gefahrlosen Selbstuntersuchungen können Sie Anhaltspunkte für eine Störung im Kiefergelenkbereich ausfindig machen. Die folgenden Methoden sind dem Buch »Achtung, Kiefergelenk hört mit!« von Elisabeth Schneider (1995) entnommen, in dem auch Anleitungen zur Selbstbehandlung beschrieben sind.

💡 Untersuchung der Mundöffnung: Führen Sie drei Finger in den Mund. Dies sollte Ihnen normalerweise mit nicht allzu viel Mühe gelingen.

💡 Untersuchung der Kiefergelenksbeweglichkeit: Schieben Sie den Unterkiefer zur Seite. Der Unterkiefer sollte sehr locker sein. Versuchen Sie vorsichtig (!), die weitest mögliche Seitwärtsverschiebung des Unterkiefers zu erreichen.

💡 Verschiebung des Unterkiefers nach vorne: Schieben Sie vorsichtig die untere Zahnreihe über die obere Zahnreihe, und legen Sie dann vorsichtig den eigenen Zeige- und Mittelfinger hinter die unteren Schneidezähne.

Werden die Zähne durch Knirschen falsch belastet, kann Kieferknochenschwund die Folge sein.

Viel öfter nimmt jedoch das Leiden am Tinnitus umgekehrt Einfluss auf den Kiefer und die Kiefermuskulatur. Wer Ohrgeräusche hat, knirscht nachts häufig mit den Zähnen. Dieses Phänomen ist wohl auf eine Verspannung der Kaumuskulatur zurückzuführen. Als Folgen des Zähneknirschens sind oft erhebliche Verluste an Zahnsubstanz sowie Fehlbisse zu verzeichnen. Diese können sich wiederum auf das Kiefergelenkköpfchen und auch auf das Mittelohr auswirken.

Abklärung durch den Zahnarzt

Achten Sie bei diesen Kiefergelenksübungen darauf, ob sich die Qualität (Tonhöhe) oder die Lautstärke Ihres Tinnitus ändert. Sollten sich Anzeichen für eine wesentliche Beeinflussung des Tinnitus oder eine verspannte Zahn- und Kiefersituation zeigen, kann die Abklärung durch Ihren Zahnarzt notwendig sein. Dies ist vor allem dann gegeben, wenn trotz Selbstübung und Entspannung weiterhin Kieferprobleme bleiben.

Der optimale Ansprechpartner ist in diesem Fall ein Gnathologe, ein auf diesen Bereich spezialisierter Zahnmediziner. Bevorzugen Sie einen Arzt, der nach einem ganzheitlichen Ansatz arbeitet, also nicht nur Zähne und Kiefer kontrolliert, sondern den gesamten Körper in seine Untersuchung einbezieht.

Wenn sich der Tinnitus auf Zähne und Kiefer auswirkt, sind unter Umständen eine Aufbissschiene oder eine Spezialschiene zur Gelenkentlastung sinnvoll. Nur sehr selten wird eine operative Behandlung des Kiefergelenks notwendig. Diese sollte immer in Relation zum Ausmaß des Tinnitusleidens stehen.

Häufig lindert auch schon ein Entspannungsverfahren wie die Progressive Muskelrelaxation nach Jacobson oder die Feldenkrais-Methode Ihre Beschwerden.

Bruxismus – das ist der medizinische Fachausdruck für Zähneknirschen – kann den Zahnschmelz abtragen und das Zahnbein freilegen.

Amalgam

Seitdem bekannt ist, dass aus Amalgam Quecksilber, Palladium und andere Schwermetalle in den Körper gelangen können, gilt diese Legierung als gesundheitsschädlich. Auch im Zusammenhang mit Tinnitus scheint sie nicht ganz unbedenklich zu sein.

Lange Zeit wurde Amalgam als optimaler Werkstoff für Zahnfüllungen verwendet. Doch die hohe Schwermetallbelastung hat es in Misskredit gebracht. Wer auf Nummer sicher gehen möchte, greift auf Alternativen zurück. Nur in seltensten Fällen hat jedoch eine komplette Zahnsanierung bei einem Tinnitusleiden geholfen. Zudem sind die als Ersatz beliebten Goldlegierungen verhältnismäßig kostspielig, und darüber hinaus können auch sie schädliche Stoffe enthalten.

Achten Sie bei der Entfernung von Amalgamfüllungen darauf, dass Ihr Arzt die notwendigen Vorsichtsmaßnahmen trifft. Das herausgebohrte Material muss, ohne Rückstände zu hinterlassen, aus dem Körper geleitet werden.

Erwärmtes Amalgam ist gut formbar. Deshalb wurde es lange Zeit gern als Zahnfüllung verwendet.

Tinnitus – so alt wie die Menschheit

Hörempfindlichkeit, Hörsturz, Ohrgeräusche, Tinnitus – alles Begriffe, die heutzutage immer öfter im Gespräch sind. Tinnitus ist jedoch nicht eine Erscheinung der modernen Zeit, ein Phänomen, das sich ob der hohen und steigenden Reizüberflutung ausbreitet. Laut den medizinisch-historischen Ausführungen von Prof. U. Feldmann wird bereits aus den Tagen vor unserer Zeitrechnung über Menschen mit Ohrgeräuschen berichtet.

➤ Wenn die Ohren singen

Zu den ersten schriftlichen Quellen über den »Sturm im Ohr« gehören altägyptische Papyri. Sie empfehlen eine Mixtur aus verschiedenen Kräutern, Säften und Ölen, die mittels eines Schilfhalms in das Ohr geträufelt werden soll.

Auch von den alten Babyloniern, die Geistern die Schuld für viele Krankheiten gaben, kennen wir Empfehlungen, wie man Tinnitus behandelt. Ein solcher Ratschlag lautet: »Wenn die Hand des Geistes einen Mann ergreift und seine Ohren singen, sollst du Myrrhe zerreiben, in Wolle einrollen, mit Ze-

dernblut besprenkeln und darauf den dafür nötigen Zauberspruch zitieren.«

Ebenso alt wie die babylonischen Texte ist das Ayur-Veda, in dem das Wissen der alten indischen Medizin zusammengefasst ist. Dort wird all denen, die nicht existierende Töne hören, dagegen den wirklichen Schall nicht oder verzerrt wahrnehmen, der baldige Tod prophezeit. Auch Menschen, die Misstöne erfreuen und angenehme Klänge erregen, können nach damaliger ärztlicher Voraussicht plötzlich sterben.

Als nicht ganz so gefährlich beurteilte Aristoteles (384–322 v. Chr.) die lästige Erscheinung. Der griechische Philosoph und Naturforscher beschreibt zum ersten Mal das Phänomen, dass der Tinnitus durch einen äußeren Schallreiz überlagert wird: »Warum hört das Summen in den Ohren auf, wenn jemand ein Geräusch macht? Doch wohl deshalb, weil das größere Geräusch das kleinere vertreibt.«

Etwas wunderlich mutet an, was Galen (129–199 n. Chr.), der das medizinische Denken bis zum Ausgang des Mittelalters wesentlich beeinflusst hat, über den Tinnitus zu wissen glaubt: Er würde durch Dämpfe verursacht, die vom Magen aufsteigen und das Hörorgan sensibilisieren. Hierfür verantwortlich seien z. B. Erkältungen, Wärme, Unfälle, ein verdorbener Magen, extremer Weingeruss oder heftiges Erbrechen. Aber auch der Gebrauch bestimmter Medikamente könne nach Meinung des römischen Heilkundigen die Ursache für Ohrgeräusche sein. Zumindest letztere Vermutung ist aus heutiger Sicht ebenfalls nicht von der Hand zu weisen.

➤ Die Hölle auf Erden

Berühmte Persönlichkeiten der Neuzeit, die an quälendem Tinnitus litten, sind unter anderem Martin Luther und Ludwig van Beethoven.

Martin Luther (1483–1546) erkrankte mit 43 Jahren akut an heftigem Ohrensausen und Schwindel. Das war der Beginn einer Menière'schen Erkrankung, die ihn bis zum Lebensende begleiten sollte. Dem Verständnis seiner Zeit entsprechend, sah er darin das Wirken Satans und vermutete, dass es gar der »schwarze zottige Geselle aus der Hölle« gewesen sei, der ihn in seinem Reich auf Erden wohl nicht sehr leiden mochte.

Ludwig van Beethoven (ca. 1770–1827) ertaubte auf dem Höhepunkt seines musikalischen Schaffens; alles was ihm vom Hören blieb, war sein Tinnitus. Der Komponist beschrieb ihn mit den Worten: »Meine Ohren, die Sausen und Brausen Tag und Nacht, ich kann sagen, ich bringe mein Leben elend fort.«

Auch Bedrich Smetana (1824–1884) wurde vollständig gehörlos und hat seinen Tinnitus später musikalisch dargestellt. Er vernahm das Ohrgeräusch beidseits in der Tonhöhe einer viergestrichenen Oktav.

Edvard Munchs (1853–1944) Meisterwerk »Der Schrei« sowie zwei Porträts von Vincent van Gogh (1853–1890), die den Künstler mit Ohrverband darstellen, verleiten zur Annahme, die Maler hätten hier ihr Ohrensausen ins Bild umgesetzt. Diese Interpretation entbehrt jedoch jeglicher Beweiskraft.

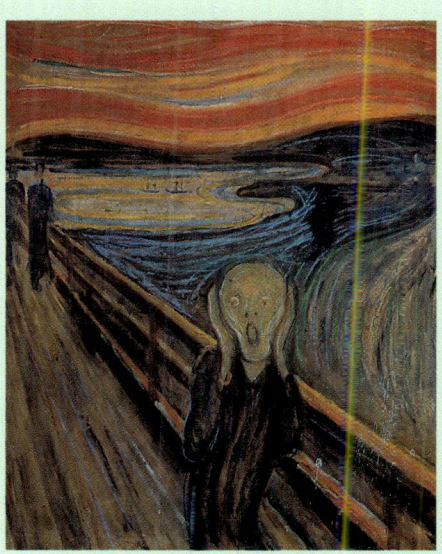

Edvard Munchs Werk aus dem Jahr 1893 ist eindringlich: Der Betrachter kann sich dem »ohrenbetäubenden« Schmerz nicht entziehen.

NOTABENE

Angewandte Hörtherapie

Die Hörwahrnehmung ist ein sehr komplexes und geniales Netzwerk, in dem Höreindrücke aufgenommen, weitergeleitet, aber auch unterdrückt werden können. Nutzen Sie dieselben Mechanismen, die den Tinnitus zu Ihrem ständigen und quälenden Begleiter gemacht haben, auch zur Verringerung des Ohrgeräusches. Denn das Herausfiltern von unerwünschten oder lästigen Geräuschen kann man trainieren.

Kinder sollten bereits möglichst früh eine musikalische Ausbildung genießen, denn je früher eine derartige Schulung beginnt, desto ausgeprägter wird die Hörfähigkeit.

Die Hörwahrnehmung verbessern

Bei einer musikalischen Ausbildung handelt es sich im Prinzip um eine Hörschulung. Je früher sie beginnt, desto ausgeprägter wird die Fähigkeit, Töne und Harmonien zu unterscheiden. Menschen, die musikalisch niemals gefördert wurden, fällt es schwerer, die Feinheiten von Musik zu erkennen. Allerdings können Sie selbst in späteren Jahren noch Ihr Gehör weiterentwickeln.

Bei der Schulung des Gehörs muss es nicht darum gehen, feinste Tonnuancen zu erkennen. Auch bei Hörbeeinträchtigungen hilft das gezielte Training, um die Hörleistung zu verbessern.

Das Trainieren der Hörwahrnehmung kann ganz leicht zu einer regelmäßigen Übung während des Tages werden. Daraus entwickelt sich meist eine eigene »Hörhygiene«. Diese ist hilfreich, um einer Überlastung des Hörsystems vorzubeugen und gleichzeitig das Ohr bewusst zu schonen und es zu schützen lernen.

Wenn der Kummer über den Hörverlust sehr groß ist, besteht die Gefahr, dass ein Hörtraining vorschnell abgelehnt wird. In dieser Phase kann eine Gewöhnung noch nicht eintreten.

Die Aufmerksamkeit steuern

Übungen, die darauf zielen, sich in einer lauteren Umgebung auf ein bestimmtes Geräusch zu konzentrieren, fördern in besonderer Weise die Aktivierung von Hörfiltern. Dies ist auch ein extrem anstrengender Anteil des Hörens: Sie kennen sicher die Situation, dass das Zuhören in lauten Gesellschaften, auf Partys oder auch im Großraumbüro viel Konzentration verlangt und mit zunehmender Dauer immer schwieriger wird. Je müder Sie sind, desto weniger können Sie gezielt hinhören. Sprichwörtlich macht man dann dicht, d. h. die Ohren zu.

Aber so, wie Sie Ihre körperliche Ausdauer durch Sport trainieren können, ist auch die Filterfähigkeit des Hörsystems sehr gut zu üben. Allerdings sollten Sie auch hier in kleinen Schritten vorgehen und sich allmählich steigern.

Übungen zum bewussten Hören

Im Folgenden zeigen wir Ihnen nützliche Übungen, die dazu beitragen, unbewusst vorhandene Fähigkeiten zu trainieren und bewusst einzusetzen. Führen Sie diese Übungen alleine aus oder zusammen mit anderen. Das gemeinsame Erleben motiviert und macht mehr Spaß. Vielleicht gibt es in Ihrer Nähe ein Retrainings- und Tinnituszentrum oder auch eine Selbsthilfegruppe, mit der Sie gemeinsam derartige Hörübungen angehen können.

Betten Sie die Übungen zum bewussten Hören auch immer wieder in Ihr Alltagserleben ein. Schon bald werden Sie feststellen, wie sehr Ihre Hörqualität steigt – und wie gut dies nach einiger Zeit trotz eines Ohrgeräusches gelingt.

Über die Augen nehmen wir den Großteil der Sinnesreize wahr. Erst wenn sie geschlossen sind, ist die intensive Konzentration auf akustische Signale möglich.

Sich auf das Hören konzentrieren

🔊 Setzen Sie sich auf eine Parkbank, schließen Sie die Augen, und konzentrieren Sie sich bewusst auf bestimmte Geräusche.

🔊 Scharren Sie mit den Füßen; hören Sie, welche Geräusche durch Ihre Schritte entstehen.

🔊 Hören Sie auf das Rauschen von Blättern, auf Tierlaute oder sonstige Geräusche.

Wenn sich in dieser Situation der Tinnitus einschaltet, dann versuchen Sie, auf ein Geräusch zu achten, das Sie in positiver Erinnerung haben, beispielsweise das Zwitschern eines Vogels. Sie werden feststellen, dass – zumindest für einen kurzen Augenblick – der Tinnitus in den Hintergrund tritt.

Mit geschlossenen Augen wahrnehmen

☝ Setzen Sie sich auf eine Parkbank, und schließen Sie für einen Moment die Augen.

☝ Versuchen Sie zuerst zu spüren, wie Sie auf der Bank sitzen.

☝ Mit den Füßen können Sie den Untergrund ertasten; vielleicht erkennen Sie Gras, Steine oder Lehm.

Blindführübung

Die Blindführübung ist nicht nur ein Training für Ihr Gehör, sondern auch für Ihre Fähigkeit, anderen zu vertrauen und sich von Ihnen leiten zu lassen.

Erproben Sie eine Blindführübung:

☝ Verbinden Sie Ihre Augen, und lassen Sie sich von einem vertrauten Menschen eine Zeit lang führen. Achten Sie darauf, dass das Übungsgelände nicht zu einfach ist, damit Sie möglichst viel mit Händen und Füßen ertasten können. Bleiben Sie bei der Übung ruhig und offen für Ihre Wahrnehmungen.

☝ Versuchen Sie, mit den Händen Hindernisse zu ertasten.

☝ Umfassen Sie einen Baum, fühlen Sie seine Blätter.

☝ Erspüren Sie Ihre Umgebung. Können Sie Temperaturunterschiede auf Ihrer Haut feststellen und schattige oder sonnige Bereiche ausmachen? Vielleicht können Sie Hell- und Dunkelunterschiede bei verbundenen Augen erahnen und so Hindernisse umgehen.

☝ Riechen Sie das Gras, den Rasen oder blühende Blumen.

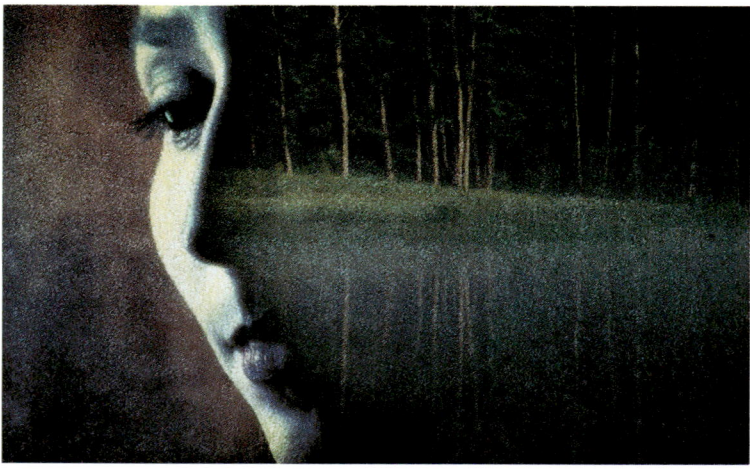

Zur so genannten Blindführübung gehören das Erspüren, Ertasten und Riechen der unmittelbaren Umgebung.

Wenn Sie besonders geräuschempfindlich sind, erscheint Ihnen diese Situation vielleicht extrem laut, auch wenn Sie eigentlich nur leise oder ganz normal laute Geräusche hören.

Falls Sie nicht immer sicher auf den Beinen sind, fürchten Sie sich vielleicht vor einem Schwindelgefühl. Überprüfen Sie dieses Gefühl Schritt für Schritt, je kleiner und vorsichtiger desto besser. Wenn Sie schlecht hören und noch nicht ausreichend mit Hörgeräten versorgt sind, werden Sie bei der Blindführübung ganz spezifische Erfahrungen machen: Sie können lernen, sich auf Ihre eigenen Kräfte zu verlassen und diese zu stärken. Sie erfahren, dass Sie sich nicht nur über das Ohr orientieren, sondern auch auf Ihre anderen Sinnesorgane und Gliedmaßen zählen können. Gleichzeitig wird Ihnen dadurch aber auch bewusst, welche Geräusche Sie entsprechend der Hörminderung nicht mehr hören.

Ein Musikstück hören

Musik kann Stimmungen erzeugen und die Entspannung fördern. Die Konzentration auf das Gehörte ist wesentlich größer, wenn Sie still sitzen, sich gerade halten und gleichzeitig die Augen schließen. Viele große Dirigenten dirigieren ihre Orchester mit zumindest teilweise geschlossenen Augen.

🔦 Achten Sie auf Ihre Gefühle und Reaktionen.

🔦 Was passiert?

🔦 Machen sich freudige Gefühle, Erinnerungen und Ideen bemerkbar, oder empfinden Sie Ärger und Wut?

Das Richtungshören trainieren

🔦 Setzen Sie sich mit geschlossenen Augen vor die beiden Lautsprecher Ihrer Stereoanlage. Wenn Sie schwerhörig sind, nehmen Sie Ihr Hörgerät zu Hilfe.

🔦 Versuchen Sie bewusst, den Klang von rechts und den von links zuzuordnen.

🔦 Versuchen Sie danach ganz bewusst aufzunehmen, welche Instrumente oder welche Stimmen aus welchem Lautsprecher lauter ertönen.

Richtungshören ist nur mit zwei Ohren möglich. Denn sie informieren das Gehirn über die unterschiedlich langen Wege der Schallwellen.

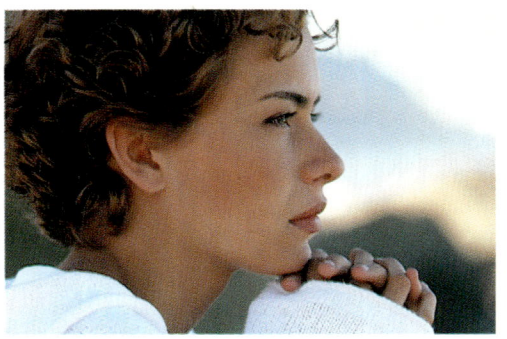

Als Hilfestellung halten Sie sich wechselseitig die Ohren zu, um die Richtung, aus der Geräusche kommen, besser identifizieren zu können. Erweitern Sie Ihr Übungsfeld in den Garten, in das Straßencafé, in das Büro. Als höchsten Schwierigkeitsgrad verfolgen Sie Gegenstände, die sich bewegen, wie etwa ein Auto oder ein Fahrrad, nur mit den Ohren.

Es gibt mehrere Verfahren, wie Sie das Richtungshören trainieren können. In der freien Natur sind besonders vielfältige Möglichkeiten gegeben, z. B. die Wasserübung.

Die Wasserübung

Setzen Sie sich an ein fließendes Gewässer, beispielsweise an einen Bach.

Versuchen Sie, den Lauf des Wassers sowohl mit den Augen als auch mit den Ohren zu verfolgen.

Suchen Sie eine Stelle des Bachlaufs mit mehreren Steinen. Verfolgen Sie mit den Ohren den Weg des Wassers, das um oder über die Steine hinweg fließt.

Diese Übung klingt zunächst sehr schwierig, ist aber ebenfalls mit ein bißchen Geduld zu bewältigen.

Tonhöhen unterscheiden lernen

Mit dieser Übung lernen Sie, verschiedene Tonhöhen zu bestimmen und so Ihr Gehör weiter zu schulen. Besorgen Sie sich dafür ein Musikinstrument. Dies kann eine Geige, aber auch eine Blockflöte, eine Trommel oder eine Mundharmonika sein.

Spielen Sie auf dem Instrument einige Töne.

Konzentrieren Sie sich auf die verschiedenen Tonhöhen, tiefe und hohe Töne.

Der musikalische Ton besitzt drei Haupteigenschaften: Tonhöhe, Tonstärke und Tonfarbe. Die Tonfarbe wird durch den Körper (Darm- oder Drahtsaite, Blech oder Fell) bestimmt.

Achten Sie darauf, wie die Tonhöhen auf Sie wirken und wie es klingt, wenn die verschieden hohen Töne gleichzeitig gezupft oder angeschlagen werden.

In der Regel wird das Ohrgeräusch als begleitender Ton erscheinen. Versuchen Sie nicht, gegen den Tinnitus anzukämpfen, und konzentrieren Sie sich ganz auf die gespielten Töne.

Sie werden feststellen, welch fantastische Möglichkeiten Ihr Ohr bietet. Die Unterscheidung verschiedener Töne ist eine ganz hervorragende Fähigkeit des menschlichen Ohres. Ohne sie wären wir nicht imstande, Musik zu hören und zu spielen. Durch Übung können Sie diese Fähigkeit sogar verbessern.

Die Lautheitsempfindung üben

Ob ein Geräusch laut ist oder eigentlich leise, aber von Ihnen nur besonders laut wahrgenommen wird, hängt auch von Ihrem Hörhintergrund ab.

So gibt es für das Lautheitsempfinden eine Toleranzgrenze, die bei jedem Menschen anders definiert ist und sich situations- oder geräuschbedingt auch verändern kann. Die Toleranzgrenzen bezüglich spezifischer Geräusche, z. B. Kinderstimmen oder Lüfter von Computern, können unterschiedlich hoch sein. Sie hängen immer davon ab, wie sehr Sie sich in Ihrem Alltag durch bestimmte Geräusche gestört fühlen.

Empfinden Sie ein Geräusche als viel zu laut, werden Sie die Konfrontation mit ihm scheuen. Besonders wenn Ihr Tinnitus durch ein lautes Geräusch ausgelöst wurde, werden Sie dieses unangenehm in Erinnerung behalten. Eine Situation, in der Sie ein ähnliches Geräusch hören könnten, werden Sie nach Möglichkeit meiden. Dies kann zu Problemen und Einengungen führen.

Sie sollten in solchen Fällen die Lautheitsempfindung bewusst trainieren und auch langsam das Aushalten von lauten Geräuschen steigern. Eine Grenze setzen dabei natürlich objektiv schädigende Geräusche (→ Seite 18 bis 19).

👉 Versuchen Sie, Geräusche nach Lautheit zu sortieren.

👉 Testen Sie dies in Ihren eigenen Räumen und auf einer belebten Straße.

👉 Finden Sie heraus, ab wann für Sie Geräusche zu laut oder unangenehm werden.

👉 Hören Sie Musik und variieren Sie die Lautstärke des Radios oder CD-Geräts. Bestimmen Sie, bis zu welchem Grad Ihnen die Musik angenehm ist.

In Apotheken gibt es leicht handzuhabende Ohrstöpsel, mit denen Sie laute Geräusche dämmen können.

Alternative Heilverfahren

Es gibt kein Patentrezept gegen Tinnitus; nur individuell zusammengestellte Maßnahmen sind Erfolg versprechend. Auch alternative Heilverfahren können die herkömmlichen, bei Tinnitus nach wie vor ratsamen Behandlungsmaßnahmen sinnvoll ergänzen. Informieren Sie sich über die Möglichkeiten, Chancen und Risiken der alternativen Verfahren, und entscheiden Sie erst dann, welches der vielen Angebote sich für Ihre Bedürfnisse am besten eignet.

Es gibt einige erprobte regulative Heilverfahren zur Tinnitusbehandlung, z. B. Homöopathie, Akupunktur, Tai Chi und Pflanzenheilkunde.

Regulative Heilverfahren

Generell unterscheidet man bei den Alternativverfahren zwischen solchen, die mit regulativen und prozesshaften Methoden arbeiten, und solchen, bei denen Rituale im Vordergrund stehen.

Regulative und prozesshafte Methoden sind beispielsweise die Akupunktur, die Homöopathie, die Pflanzenheilkunde und Tai Chi. Diese Verfahren basieren auf einer definierten Grundlage und arbeiten – unter anderem hinsichtlich der Prognose – mit systematischen Regeln, auch wenn viele Details der Wirkzusammenhänge noch nicht bekannt sind. Richtungsweisend ist, dass nicht der Tinnitus an sich behandelt wird, sondern die Person, die unter Tinnitus leidet.

Abhängig von Ihrer persönlichen Erkrankungssituation kann es sein, dass schulmedizinische Verfahren bei der Behandlung Ihrer Erkrankung nicht wirken, wohl aber alternative Heilmethoden.

Regulative Methoden können erfolglos bleiben, wenn sie auf die Einnahme von homöopathischen oder anderen alternativen Mitteln aufgrund bloßer schematischer, oberflächlicher Diagnose reduziert werden. Auch in diesem Bereich ist also vor allem wichtig, dass eine abgestimmte Therapie aus einer sorgfältigen, individuellen Erhebung des Krankenbilds erfolgt. Achten Sie deshalb bei der Therapeutenwahl besonders auf diesen Aspekt.

Zwei wichtige Methoden werden hier nun ausführlicher beschrieben, die Homöopathie und die Akupunktur.

Homöopathie

Am Anfang jeder homöopathischen Behandlung steht eine gründliche, den Regeln der Homöopathie folgende Diagnose. Diese kann in der ersten Sitzung durchaus zwei bis vier Stunden dauern. Dabei spielt die Abklärung der Symptome, wie auch in der Schulmedizin, eine wichtige Rolle.

Einen großen Raum nehmen dann aber Fragen ein, wie sie auch Psychologen stellen. So fragen Homöopathen, ob Sie sich lieber im Warmen oder im Kalten aufhalten, lieber auf dem Rücken oder auf dem Bauch schlafen, welche Lieblingsfarbe Sie haben. Es interessiert aber auch Ihre persönliche Lebensgeschichte.

Ist der Mensch »erfasst«, suchen Homöopathen ein Mittel, das ihn stärken soll. Dies steht im Gegensatz zur Schulmedizin, die versucht, in eine Wirkkette einzugreifen, um entweder eine Ursache oder die Reaktion auszuschalten. Ein aus der Sicht der Homöopathie zerstörerischer bzw. unterdrückender Ansatz.

Der 1755 in Meißen geborene Arzt Samuel Hahnemann begründete die Lehre der Homöopathie.

Homöopathische Medikation

Die Homöopathie geht davon aus, dass der Körper selbst alles versucht, um gesund zu werden. Homöopathische Mittel sollen ihn in diesen Bemühungen unterstützen.

Bei der Auswahl des homöopathischen Medikaments steht die Auffassung im Vordergrund, dass Gleiches mit Gleichem geheilt wird. So löst das Medikament, ob als Kügelchen (Globuli) oder als Tropfen genommen, idealerweise diejenigen Symptome aus, die auch die Krankheit charakterisieren. Dabei werden z. B. so giftige Stoffe wie Arsen und Quecksilber eingesetzt. Dies allerdings in einer so hoch verdünnten Form, dass der Wirkstoff chemisch nicht mehr nachweisbar ist.

Schulmediziner sprechen diesen Verdünnungen jede – positive wie negative – Wirkung ab. Homöopathen hingegen nennen die von ihnen vorgenommenen Verdünnungen »Potenzierungen«, denn für sie ist das wirksamste Mittel das, welches am stärksten verdünnt wurde. Bücher, in denen die homöopathischen Mittel den einzelnen Symptomen zugeordnet sind, halten das gesamte

Mischt man einen Tropfen eines Wirkstoffs mit neun Tropfen Alkohol oder Wasser und schüttelt die Flüssigkeit zehnmal, so entsteht die homöopathische Potenz D1.

Wissen und die Erfahrungen der Homöopathie detailgenau fest. Als Erstes wird das Medikament eingesetzt, das die maximale Übereinstimmung zeigt mit dem Bild, das der Homöopath aufgrund des Gesprächs (Anamnese) gewonnen hat. Dann werden in enger Abstimmung mit dem Patienten Erfahrungen gesammelt, bis das individuell passende Medikament gefunden worden ist.

Der Tinnitus steht bei der Liste der zu behandelnden Symptome allerdings nicht an erster Stelle. Es geht nicht darum, statt Tabletten »alternativ« Globuli zu nehmen und den Tinnitus damit direkt zu behandeln. Die Behandlung richtet sich vielmehr auf die Begleitsymptome des Ohrgeräusches.

Wer mit Hilfe der Homöopathie sein Tinnitusleiden behandeln möchte, benötigt oft viel Zeit und Geduld. Denn die Besserung tritt, ähnlich wie bei der Psychotherapie, erst langsam ein, zeigt aber oft dauerhafte Wirkung.

Akupunktur

Der Akupunkteur punktiert mit Nadeln oder Moxazigarren bestimmte Stellen auf den Meridianen, den Bahnen, in denen die Lebensenergie fließt.

Der Akupunktur liegt die Vorstellung von der Gesundheit als einem stets dynamischen Gleichgewicht zugrunde. So wird bei Tinnitus nicht ein Tinnitus-Akupunkturpunkt gesucht.

Ebenso sorgfältig und aufwändig wie bei der Homöopathie wird erkundet, wo der Energiefluss das gesundheitliche Gleichgewicht stört. Die Beurteilungen von Zunge und Puls stellen hier wichtige Eckpunkte dar. Durch die Akupunktur soll der Energiefluss des Menschen wieder in heilende Bahnen gelenkt werden.

Es gibt inzwischen auch schulmedizinische Erklärungen für die objektiven Erfolge der Akupunktur. Speziell die Vorstellung von Yin und Yang, den entgegengesetzten, aber miteinander harmonisierenden und sich ergänzenden Kräften des Ganzen, lässt sich mühelos mit der Wirkung des unbewussten (autonomen) Nervensystems in Einklang bringen.

Es gibt keine Belege dafür, dass Akupunktur organisch die chronische Tinnituskrankheit beeinflussen kann. Akupunktur kann aber durchaus in Einzelfällen als Unterstützung beim Umgang mit der Krankheit helfen.

Magische Therapien

Bei ritualisierten Methoden ist die Heilkraft oft fest an ein Mittel, eine Übung, einen Gegenstand oder einen Therapeuten geknüpft. Magische Methoden, wie Heilrituale, Edelsteine oder Handauflegen, Reiki, astrologische Beratung usw., entfachen immer neue Diskussionen, ob es tatsächlich möglich ist, Heilkraft an etwas zu binden und auf diese Weise zu übertragen. Bei diesen Verfahren wird meist eine kosmische Heilkraft vorausgesetzt, die Gegenständen innewohnt oder an sie geheftet wird.

Tatsache ist, dass eine ganze Reihe von Weltanschauungen und Religionen Möglichkeiten kennen, kosmische Kräfte, auch Heilkräfte, zu übertragen. Viele Menschen sind über den Weg der Magie zu erreichen und für diese Heilmethoden empfänglich. Magische Therapien können zur seelischen Stabilisierung beitragen, Lebensfreude fördern, aber auch abhängig machen.

Am Anfang eines jeden seriösen Heilverfahrens muss eine stimmige Diagnose stehen.

Begleitung oder Weg in die Abhängigkeit

Von entscheidender Bedeutung ist hier der Therapeut. Ein gewisses Maß an Magie wird jedem Therapeuten und jedem Medikament zugeschrieben. So ist auch die Schulmedizin vielfach »magisch« wirksam.

Ein guter Therapeut zeichnet sich dadurch aus, dass er bei einer prozesshaften Entwicklung hilft, die den Weg aus dem Leiden aufzeigt. Handauflegen, Reiki oder Edelsteine können dann durchaus sinnvoll sein, wenn sie als Überbrückung gedacht sind. Sie helfen in Verbindung mit der Mitteilung des Gedankens »du wirst es schaffen, wieder mit eigenen Kräften durchs Leben zu gehen«.

Vorsicht ist allerdings geboten, wenn der Therapeut über seine eigene Person in eine Abhängigkeit führt. Vermittelt er Ihnen den Satz »du wirst es oder mich brauchen«, laufen Sie Gefahr, sich in persönliche Abhängigkeit zu begeben und Ihre Situation zu verschlechtern. Menschen, die für sich keinen Handlungsspielraum mehr sehen, sollten sich daher unter keinen Umständen auf magische Heilverfahren einlassen.

Einen eindrücklichen Beweis von der Magie, mit der auch die Schulmedizin arbeitet, liefern Scheinmedikamente ohne Wirkstoffe, so genannte Placebos.

Die Frage nach dem Sinn

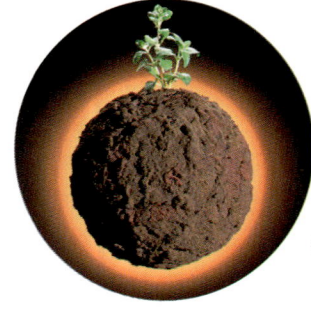

Der chronisch komplexe Tinnitus kann weit reichende Folgen für Ihre Lebensgestaltung haben, wenn Sie bereit sind, ihn als Zeichen ernst zu nehmen. Dann wird die Krankheit zum Anstoß für einen seelischen Reifungsprozess, der Ihnen neue Möglichkeiten und Chancen offenbart.

Ihre Lebensgestaltung sollte bei Auftreten eines chronisch komplexen Tinnitus eine entscheidende Wendung nehmen.

Krankheit als Signal

Leben mit einem chronischen Tinnitus ist möglich. Es ist möglich, wenn Sie das bislang unbekannte, unvertraute Geräusch in das eigene Leben einordnen. Dann gehören Sie zu jenen, die es geschafft haben, sich an den neuen Ton zu gewöhnen oder ihn gar als ihre »neue Stille« zu definieren.

Anders verhält sich dies bei Menschen mit chronisch komplexen Beschwerden. Sie haben berufliche und private Schwierigkeiten, die ihre Lebenssituation in Frage stellen. Diese Frage zu thematisieren, kann entscheidend für die Therapie, aber auch für die Eröffnung neuer Lebenschancen sein. Speziell dann, wenn aus einer ganzheitlichen Betrachtung heraus nach dem Sinn und der Bedeutung der Krankheit für den jeweils einzelnen Menschen gefragt wird.

Die Ohrgeräusche bewegen manchen Patienten dazu, neue Verhaltensmuster und vielleicht sogar eine komplett neue Lebenseinstellung auszuprobieren.

Anstoß zur Veränderung

Oft hat die Krankheit bewirkt, dass man sich endlich einmal Zeit für sich selbst genommen hat. Diese kann z. B. genutzt werden, um in sich hineinzuhören. So merkwürdig das klingen mag, aber die Krankheit kann ein Anstoß sein, Verantwortung für die eigene Gesundheit zu übernehmen. Vielleicht kehrt dann durch den Tinnitus sogar die eigene Ruhe zurück, werden neue Verhaltensmuster entdeckt und eine neue Lebenseinstellung gefunden.

Leiden und Heilen wie im Märchen

Dass Veränderungen erst durch Leiden angestoßen werden, erscheint bei den heutigen Möglichkeiten zunächst ungewöhnlich, unnötig, verständlicherweise auch unfair. Wir vergessen oft und gerne, welch unendliches Glück wir haben, dass wir hier und jetzt leben dürfen:

Wir haben Glück, nicht vor 50, 100 oder 150 Jahren zu leben, und wir haben Glück, nicht 500 oder 1000 Kilometer entfernt, in Regionen, in denen Krieg, Not und Grausamkeit an der Tagesordnung sind, um das Überleben kämpfen zu müssen.

Dennoch sind wir vom Paradies auf Erden meilenweit entfernt, wenn dies denn im Sinne individueller Entwicklung überhaupt wünschenswert ist. Zumindest seelische Entwicklungen scheinen Hindernisse und Widerstände zum Wachstum zu brauchen.

Schätzungen der Unicef zufolge, sind derzeit rund 50 Millionen Frauen und Kinder Opfer von Kriegen, Naturkatastrophen, extremer Armut und Ausbeutung

Durch Leid können wir reifen

Nimmt man Märchen als Geschichten, die über Generationen hinweg Grundmuster allgemeinmenschlichen Verhaltens weitererzählen, so zeigt sich schon dort, dass zumindest seelische Reifungsvorgänge nicht leicht von der Hand gehen. Kein Prinz bekommt seine Prinzessin ohne Prüfung oder Kampf gegen den Drachen, keiner Prinzessin fällt der Wunschprinz in den Schoß.

Innere Reife im Leben scheint erst nach einer Leidensstrecke erlangt werden zu können, und so zeigen Märchen immer wieder das ganze menschliche Dasein mit allem Dunklen, Bösen und Leidvollen, aber auch die dagegen wirkenden lichten, guten und heilenden Kräfte.

Rotkäppchen wird vom bösen Wolf verschlungen. Doch wie bei den meisten Märchenmotiven folgt auf die Grausamkeit, auf die Qual oder den Tod die Wiederauferstehung als Symbol für das geglückte Erreichen der nächsthöheren Reifungsstufe.

Wer an Tinnitus erkrankt, durchläuft häufig depressive Phasen. Wenn sich daraus eine fruchtbare innere Auseinandersetzung ergibt, so kann man auch aus den Qualen gereift hervorgehen.

Über Jahrhunderte hinweg wurden Märchen mündlich weitergegeben. Erst die Gebrüder Grimm sammelten Anfang des 19. Jahrhunderts den deutschen Märchenschatz und hielten ihn schriftlich für die Nachwelt fest.

Zuversicht in die Sinnhaftigkeit des Lebens

Oft geht es schlechthin um den Sinn des Lebens, wenn sich über die Frage nach dem Tinnitus weitere Fragen ergeben: »Was soll ich und ausgerechnet ich auf dieser Welt, was ist mein Beitrag, meine Aufgabe, was bedeutet meine ganz eigene Entwicklung?«

Die Zuversicht in die bedingungslose Sinnhaftigkeit des Lebens hat Viktor E. Frankl in die Psychotherapie eingeführt. Auch noch so tiefe Abgründe von Leid, Schuld oder Tod mindern diese Aussage nicht. Frankl betont dies vielmehr als Herausforderung des Lebens an die Person und die menschliche Reaktionsweise. Leid fördere die Hellsichtigkeit des Menschen und die Durchsichtigkeit der Welt.

Mit seinem Buch »... trotzdem Ja zum Leben sagen« gelang Frankl eine überzeugende psychologische Beschreibung des Lebens im Konzentrationslager.

Die Sicht des Menschen wird erweitert, erneuert, eventuell korrigiert, auf jeden Fall intensiviert. So sieht der leidende Mensch mehr: Er sieht nicht nur mit seinen Augen, sondern auch mit den Augen des Geistes und nimmt geistig mehr wahr.

Weniger hilfreich und »sinnvoll« ist die Frage nach dem Warum. »Warum ist meine Tochter behindert?«, »Warum ist mein Mann ein Trinker?«, »Warum hat mich meine Frau betrogen?«, »Warum

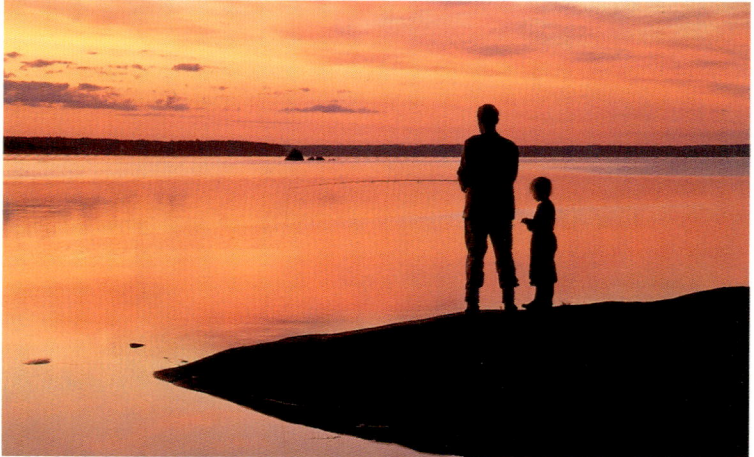

Der Tinnitus bewirkt häufig, dass die Betroffenen ihre Lebenssituation überdenken und Veränderungen in die Wege leiten.

bin ich krank geworden?« oder dann natürlich auch die Frage: »Warum habe ausgerechnet ich Tinnitus, warum ist er so laut, warum behindert er mich?«

Das Forschen nach dem Warum ist zwar in vielen Fällen erfolgreich, aber selten hilfreich, weil es uns auf die falsche Fährte lockt. So schreibt Frankl:

»Das Leben ist es, das den Menschen die Fragen stellt. Der Mensch hat nicht zu fragen, er ist vielmehr der vom Leben her Befragte, der dem Leben zu antworten – das Leben zu verantworten hat. Die Antworten aber, die der Mensch gibt, können nur konkrete Antworten auf konkrete Lebensfragen sein.«

Die Fragen, die das Leben uns stellt, können wir uns nicht aussuchen. Aber die Anworten, die wir darauf geben, sind Zeugnisse unserer ureigensten geistigen Haltung, gleichsam Fingerabdrücke unseres Lebens.

In dem Augenblick, in dem ich nicht mehr die Frage nach dem Warum stelle, sondern »Wie reagiere ich darauf?«, kommt ein Reifeprozess in Gang, der der eigenen Entwicklung dient.

Wenn Leben einen Sinn hat, muss auch Leiden einen Sinn haben

In diesem Sinne prägen uns nicht die Eindrücke, die aus der Umwelt auf uns einströmen, sondern die von uns ausgehenden Antworten. So macht uns nicht etwa das Leid, das wir empfangen, böse, sondern ein Leid, das wir selbst erzeugen.

Der Glaube an diese bedingungslose Sinnhaftigkeit des Lebens führt dann zu der Erkenntnis, wie Frankl postuliert, dass nichts auf der Welt Anlass zu Hoffnungslosigkeit und Zweifel bietet. Bei aller Tragik bleibt immer die Hoffnung bestehen, dass etwas Sinnvolles daraus erwächst. Für sich selbst hat dies Frankl unter widrigsten Bedingungen im Konzentrationslager gelebt und nicht zuletzt daraus seine »Logotherapie« (Logos, griechisch = Sinn) entwickelt.

Fehlende Sinnerfüllung kann nach Frankl zu krankhaften psychischen Veränderungen führen. Mit Hilfe der Logotherapie soll sich der Patient auf einen neuen Lebenssinn hin orientieren.

Für uns, die wir Leid und Trauer lieber auf der weit weggerückten Seite unseres Lebens sehen, ist es alles andere als einfach, uns dieser Einstellung anzunähern, und sicherlich stellt dies oft auch eine zu hohe Anforderung dar.

Einen positiven Umgang mit dem Tinnitus erlernen

Mit Hilfe einfühlsamer Ärzte und Organisationen wie der Deutschen Tinnitus-Liga (→ Seite 125) können Betroffene lernen, mit ihrer Krankheit umzugehen und eine neue Perspektive zu entwickeln.

Wer an Tinnitus erkrankt ist, kann sich jedoch nicht aussuchen, ob und wie schwer er erkrankt ist. Er kann aber auf der Suche nach dem Gesunden und dem Hilfreichen eine Perspektive entwickeln, in der eine aktive Lebensgestaltung wieder möglich ist.
Nicht nur schädigende Faktoren von außen, sondern auch von den Betroffenen nicht genutzte Möglichkeiten spielen eine entscheidende Rolle.

»Wer die Möglichkeiten der Gegenwart nicht ausschöpft, verliert Ausschöpfungskräfte, alle nicht gebrauchten Glieder werden schwach und analog dezimieren sich geistige Ressourcen ungebraucht. Wer Kräfte verliert, hat wiederum keinen Widerstand gegen Krankheit und Siechtum, aus Einzelfällen wird chronisches Leiden. So findet sich in großen Prozentsätzen bei psychosomatisch chronisch kranken Patienten ein diffuses Schuldgefühl, nicht mehr aus ihrem Leben gemacht zu haben, und in Reaktion darauf eine Lähmung der Bereitschaft, aus dem Rest ihres Lebens noch etwas zu machen.«

Ob man solche Gedanken für sich denken und nachvollziehen mag, für Tinnitusbetroffene rührt die Frage der Tinnitusbewältigung oft an die Lebensfrage »Wie gehe ich mit einem nicht rückgängig zu machenden Leid um, ohne – meist vergeblich – auf Erlösung von außen zu warten oder in Anschuldigungen, an wen auch immer, zu verharren?« Es ist auch die Frage »Wie kann ich – trotzdem – Chancen erarbeiten und nutzen?!«
Dies ist leichter gesagt als getan, und zudem kann man diese Zeiten nicht immer alleine durchstehen. Erlebtes und durchgemachtes Leid kann allerdings auch neue Kräfte hervorbringen und andere Möglichkeiten eröffnen.

Fachbegriffe

Antidepressivum zusammenfassende Bezeichnung für Psychopharmaka verschiedener Stoffklassen, die auf medikamentösem Wege eine depressive Verstimmung bessern können; anders als bei Tranquilizern besteht auch bei regelmäßiger Einnahme eines Anitdepressivums nicht die Gefahr einer Abhängigkeit

Antidepressiva und Beruhigungsmittel werden unter dem Begriff Psychopharmaka zusammengefasst.

Bogengänge Anatomische Struktur des Innenohrs mit Fühlorganen für Drehbewegungen

Diagnose Krankheitsbezeichnung

Ductus cochlearis Ductus = Gang, cochlearis = der **Schnecke;** Schneckengang, entspricht dem Gehörgang

EEG Ableitung der Ströme von der Kopfhaut, die vielfach Hinweise auf die Arbeit des Gehirns und seiner inneren Vernetzung geben können

Endolymphe Flüssigkeit im häutigen Anteil des Innenohrs

Hertz physikalische Maßeinheit, die die Anzahl der Schwingungen pro Zeiteinheit angibt. Dadurch ist dann die Tonhöhe bestimmt. Tiefe Töne schwingen z. B. mit 500 Hertz, hohe Töne z. B. mit 6000 Hertz

Hyperakusis Geräuschüberempfindlichkeit, bei der lautere Geräusche, die an sich nicht gehörschädigend sind, Erregungen, Ängste und kurzzeitige Verstärkungen der Ohrgeräusche hervorrufen

kochleär dem Hörorgan (Kochlea oder Cochlea) zugeordnet

konservativ »bewahrende«, v. a. nicht-chirurgische Eingriffe

limbisches System Hirnstruktur, die maßgeblich an der Emotionalverarbeitung und Speicherung beteiligt ist

Das limbische System ist für Gefühle wie Angst oder Freude, Hass oder Liebe verantwortlich.

Neuroleptika Psychopharmaka, die zur Behandlung bestimmter starker Erregungszustände und Krankheitsbilder, einhergehend mit Halluzinationen und Wahnideen, benutzt werden; wie bei der Einnahme von Antidepressiva besteht auch hier keine Abhängigkeitsgefahr.

neuromotorisch das Zusammenspiel der Nerven und Muskeln betreffend

neuronal im Nervensystem ablaufend

Nystagmus Augenzittern durch ruckartige, unwillkürliche Augenbewegungen; dabei wird eine schnelle und eine langsame Phase beobachtet, nach der schnellen Phase wird die Richtung angegeben

Otolithen wörtlich: Ohrsteinchen, Kalkkristalle in der Gleichgewichtsmembran

Pentoxyphillin ist ein durchblutungsförderndes Mittel, das oftmals jahrelang verordnet wird, ohne dabei wirkliche Erfolge aufzuweisen.

Pathophysiologie die Lehre von den krankhaften Lebensvorgängen

Perilymphe Flüssigkeit um den häutigen Anteil des Innenohres, bzw. zwischen dem häutigen und dem knöchernen Anteil

Phonophobie Angst und Überempfindlichkeit vor bestimmten Geräuschen, die nicht unbedingt sehr laut sein müssen

Physiologie (griech.) die Lehre von den normalen Lebensvorgängen

Placebo (lat.) ich möge nutzen; Medikament ohne schulmedizinisch nachgewiesenen Wirkstoff; es muss deswegen aber nicht ohne Wirkung bleiben

Polypragmatische Therapie vielfältige Therapie, meist eine Kombination vieler Behandlungsformen, wenn eine sichere, klare Therapieform fehlt

Psyche griechisches Fachwort für Seele

Recruitment Geräuschempfindlichkeit bei Schwerhörigkeit und auf den Bereich der Schwerhörigkeit begrenzt, z. B. bei Hochtonschwerhörigkeit auf laute hoch frequente Geräusche. Es handelt sich hier um ein physikalisch/physiologisches Phänomen, das sich dadurch erklärt, dass bei Schädigung von äußeren Haarzellen laute Töne und Geräusche nicht mehr gedämpft werden

Bei der Stellatum-Blockade, vor der hier nochmals eindrücklich gewarnt wird, versucht man mit einer langen Nadel Nervenstrukturen des Sympathischen Systems auszuschalten.

Reissnersche Membran Häutchen im Innenohr, das den Gehörgang von der umgebenden Flüssigkeit abgrenzt.

Rezidiv Rückfall

Symptomatische Behandlung Behandlung, die nur die Krankheitserscheinungen und -auswirkungen bekämpft, nicht aber die Ursache

Thalamus wichtiges Zwischenhirnzentrum, u.a. zur Filterung, Sensibilisierung und Aufmerksamkeitssteuerung von Sinnesreizen

Tranquilizer Beruhigungsmittel, hauptsächlich bekannt als Diazepamabkömmlinge und Barbiturate; hier besteht deutliche Suchtgefahr im Gegensatz zu den Antidepressiva

Verum Medikament mit schulmedizinisch nachgewiesener Wirkung, Gegenbegriff zu Placebo

Vestibularapparat Gleichgewichtsapparat

Wichtige Telefonauskünfte

Ohrgeräusche (simuliert) unter Tel. 0202/197 01

Hörtest unter Tel. 0180/532 37 54

Eingespielt werden die Frequenzen von 500, 1000, 2000 und 4000 Hertz, mit einer Stärke von jeweils 20 bis 30 Dezibel. Wenn diese Geräusche gehört werden, so kann man davon ausgehen, dass zumindestens keine hörgerätpflichtige Schwerhörigkeit vorliegt. Beachtet werden muss allerdings, dass die Qualität des Telefons und der Telefonleitung auch eine wichtige Rolle spielen können.

Adressen

Deutsche Tinnitus-Liga e.V., Postfach 349, 42353 Wuppertal, Tel. 0202/24 65 20

Deutscher Schwerhörigenbund e.V. (DSB), Schiffbauerdamm 13, 10177 Berlin, Tel. 030/280 78 77, Fax 030/283 29 80

Österreichischer Schwerhörigenbund (ÖSB), Referat Tinnitus, Radegunder Straße 10, A-8045 Graz, Tel./Schreibtel. (0043) 316/67 13 27

Schweizerische Tinnitus-Liga, (STL), Sekretariat, Meiengartenstraße 2, CH-8645 JonA; Tel. (0041) 55/210 42 79

Es gibt viele Stellen, die über Tinnitus aurium informieren. In erster Linie zählt dazu natürlich die Deutsche Tinnitus-Liga, die ihren Sitz in Wuppertal hat.

Über dieses Buch

Wir widmen dieses Buch
unseren Familien
Jana und Hedi Holtmann
Katrin, Kerstin und
Jan Hesse

Die Autoren

Dr. med. Helmut Schaaf studierte Medizin in Köln und arbeitete als Facharzt im Bereich der Anästhesie und der postoperativen Schmerztherapie in verschiedenen Kölner Kliniken, bevor er selbst im Rahmen einer Menière'schen Erkrankung u. a. Tinnitus und Schwindel als Patient kennen lernte. Er musste deswegen aus seinem ursprünglichen Beruf ausscheiden und arbeitet nun als leitender Oberarzt in der Arolser Tinnitus-Klinik. Er hat inzwischen mehrere Bücher und wissenschaftliche Beiträge zu Morbus Menière und Tinnitus geschrieben. Er erarbeitet regelmäßig Beiträge für die Zeitschrift Tinnitus-Forum der Deutschen Tinnitus-Liga sowie für die Zeitung Psychomed für Psychologen und Mediziner.

Dr. med. Gerhard Hesse studierte Physik und Medizin in Hannover. Dort sammelte er bereits während seiner Zeit als Facharzt für Hals-Nasen-Ohren-Heilkunde im klinischen Bereich Erfahrungen mit Tinnituspatienten. Er gründete zusammen mit dem Psychosomatiker Manfred Nelting die bundesweit bekannte Tinnitus-Klinik in Bad Arolsen. Er hat zahlreiche Beiträge zur Innenohrforschung sowie zur Elektrophysiologie der Hörbahn- und Tinnitustherapie veröffentlicht. Er unterhält Lehrtätigkeiten an der Universität Witten und habilitiert über objektive Diagnosemöglichkeiten in der Hörwahrnehmung.

Literatur

Feldmann, Harald/Lenarz, Thomas/Wedel, Hasso von: Tinnitus. Thieme. Stuttgart 1998
Hesse G./Nelting, M./Schaaf, H. (Hg.): Tinnitus. Leiden und Chance. Profil. München, Wien 1997
Lukas, Elisabeth: Sehnsucht nach dem Sinn. Profil. München, Wien 1997
Nelting, M./Hesse, G./Schaaf H. (Hg.): Tinnitus – Therapie mit Leib und Seele. Profil. München, Wien 1998
Schaaf, H.: M. Menière. Ein psychosomatisch orientierter Leitfaden. Springer. Heidelberg 1998
Watzlawick, Paul: Anleitung zum Unglücklichsein. Piper. München 1995

Impressum

Es ist nicht gestattet, Abbildungen und Texte dieses Buches zu digitalisieren, auf PCs oder CDs zu speichern oder auf PCs/Computern zu verändern oder einzeln oder zusammen mit anderen Bildvorlagen/Texten zu manipulieren, es sei denn mit schriftlicher Genehmigung des Verlages.

Midena Verlag
© 1999 Weltbild Ratgeberverlage GmbH und Co. KG, Augsburg
2. Auflage 1999
Alle Rechte vorbehalten

Redaktion: Ursula Klocker
Bildredaktion: Susanne Allende
Umschlag: Beatrice Schmucker, Augsburg
Layout: Fischer's DTP Studio, München
DTP-Produktion: AVAK Publikationsdesign, München
Reproduktion: Repro Ludwig, Zell am See (Österreich)
Druck und Bindung: Offizin Andersen Nexö, Grafischer Großbetrieb, Leipzig

Gedruckt auf chlorfrei gebleichtem Papier

Printed in Germany

ISBN 3-310-00631-X

Bildnachweis

AKG Archiv für Kunst und Geschichte GmbH, Berlin: 107 (Munch); Bavaria Bildagentur GmbH & Co. KG, Gauting/München: 99 (FPG); Focus Presse- u. Photoagentur GmbH, Hamburg: 24 (BioPhoto Ass./Photo Researchers, Inc.), 96 (Burriel/Latin Stock); Image Bank Bildagentur GmbH, München: 5/81 (Kohen), 7/118 (Mascardi), 10 (Goodman), 18 (Regine M.), 26 (Lockyer), 38 (Hunter), 43 (Yellow dog Prods), 47 (White/Packert), 48 (Erlanson), 91 (de Lossy), 108 (Derr), 114 (Gay), 118 (Mascardi); Jump Agentur für Freizeitsport-Fotografie, Hamburg: 73; KIND Hörgeräte GmbH & Co. KG, Burgwedel: 84; Mauritius Die Bildagentur GmbH, Mittenwald: 8 (JIRI), 23 (Phototake), 40 (Arthur), 54 (AGE), 56 (Pearce), 62 (SST); Tony Stone Associates GmbH, München: 6/110 (Raymond), 35 (Darrel), 61 (Pollok), 69 (Ehlers), 77 (Su), 90 (McClymont), 112 (Durfee); Studio für Illustration und Fotografie Sascha Wuillemet, München: 13, 14, 15, 17, 21, 101, 102, 103; zefa visual media gmbh, Frankfurt: 2 (Ortega/SIS), 4/36 (Keller), 61 (Pollok), 95 (Index Stock), 120 (Jaemsen).
Titelbild U1: Fond: Tony Stone Associates GmbH, München (Harvey), Muschel: zefa visual media gmbh, Frankfurt (Pacific Stock), U4: zefa visual media gmbh, Frankfurt (Keller)

Haftungsausschluss

Die Inhalte des Buches sind sorgfältig recherchiert und erarbeitet worde. Dennoch können weder die Autoren noch der Verlag für alle Angaben im Buch eine Haftung übernehmen.

Stichwortverzeichnis

Knochenleitung
28f.
Kognitive
Verhaltenstherapie
89f.
Kopfgelenkstörun-
gen 100
Kopfverletzung 25
Körperübungen
74ff.
Kurzzeit-Therapie
92

L
Labyrinth 21, 96
Langzeit-Therapie
92
Lärmbelastung 27
Lärmbestimmungen
18
Lärmereignis 27
Lärmschäden 17ff.
Lautheitsempfin-
dung 113
limbisches System
14f., 123
Logotherapie
121
Luftleitung 28f.
Lymphflüssigkeit
13

M
Magische Therapien
117
Masker 85
Mastoid 29
Mittelohr 13, 16f.
Morbus Menière 21,
33, 97f.
Multiple Sklerose 25,
33
Musiktherapie 65f.

N
Nackenmuskulatur
99ff.
Nase 27
Natrium 63
Nervengift 64
Nervenimpuls 13f.
Nicht-Traumphase
57
Nikotin 63
Noiser 84ff.
Null-Linie 28, 30

O
Ohrmuschel 27
Ohrpropf 29
Ohrtrichter 27
Ohrtrompete 13,
15f.
Oszillation 25
Otoakustische
Emission 31
Otosklerose 17, 30

P
Pentoxyphillin 42
Perilymphe 13, 96,
124
Pflanzenheilkunde
114
Progressive Muskel-
relaxation nach
Jakobson (PMR)
70ff.
Psychoanalyse 34
Psychogener
Schwindel 97f.
Psychopharmaka
93
Psychosomatik 34f.
Psychotherapeut 92f.
Psychotherapie 34,
86ff., 120

R
Rauscher 84ff.
Rauschgenerator
84ff.
Rauschgerät 84ff.
Regulative Heil-
verfahren 114ff.
Richtungshören
111
Röntgen 33

S
Schall 13
Schall-Empfin-
dungs-Störung
30
Schall-Leitungs-
Schwerhörigkeit
30
Schall-Leitungs-
Störung 29
Schallinformation
13
Schallsignale 13
Schallwellen 13f.
Schlafmittel 61
Schlafstörungen
57ff.
Schnecke 13, 15, 22
Schneckenwindung
13
Schulter-Nacken-
Muskulatur 100ff.
Schwerhörigkeit
81f.
Schwindel 22, 27, 32,
97f.
Schwindel der Seele
97f.
Sprachaudiogramm
30
Stationäre Tinnitus-
therapie 37, 94

Steal-(Raub-)Effekt
42
Steigbügel 13, 17
Stellatum-Blockade
41

T
Tai Chi 77ff., 114
Tauchkammer 38f.
Tebonin 42
Tiefenpsychologie
89
Tiefschlafphase 57f.
Tinnicur 66
Tinnitus-Forum 56
Tinnitus-Retrai-
ning-Therapie
(TRT) 83ff.
Tinnitus-Wissens-
sätze 51
Tinnitusfragebogen
nach Goebel und
Hiller 35
Tinnituskreislauf 12
Tinnituslautheit 51f.
Tinnitustagebuch
52f.
Tinnitusverlauf-
Grafik 53f.
Tonschwellen-
Audiogramm 28f.
Traumphase 57f.
Trommelfell 13, 27

U
Übersprungs-
phänomen 24
Ultraschall 33

V
Verhaltenstherapie
63, 89f.
Vitamine 62f.